水素ガス免疫療法(赤木メソッド)の症例

ステージ4のガンが劇的に縮小した、消えた!

ケース 1

K・Rさん（64歳）女性（本文89ページ）

来院時の状態

すい臓がん（非切除）＋多発肝転移　ステージ4

すい臓がんのステージ４で、多発肝転移も見られた。はじめに受診した病院では、医師から余命数カ月と告げられた。2020年10月から赤木メソッドによる治療を開始し、4カ月後には、すい臓の原発巣はかなり縮小し、肝転移のほとんどは消失した。黄色の丸で囲んだ部分は転移巣、赤丸で囲まれた部分が原発巣である。

2020年10月

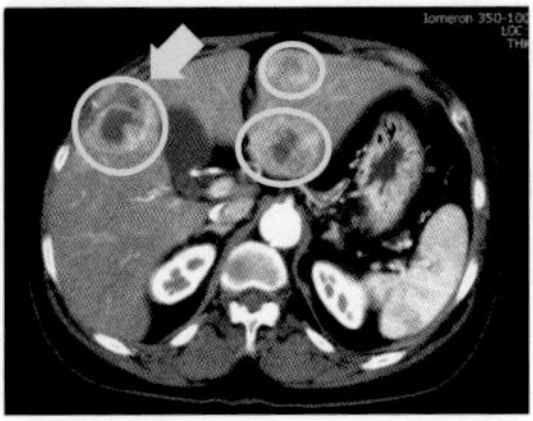

49.0×35.45㎜

2021年2月

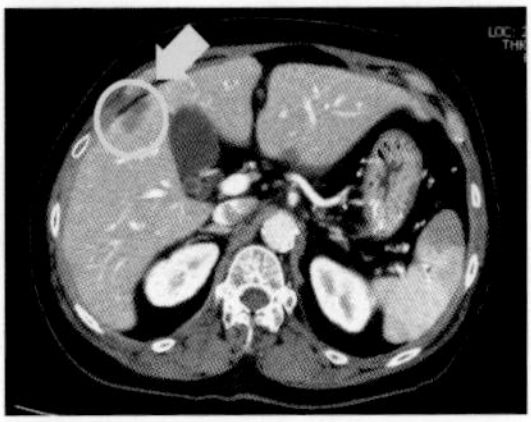

20.24×13.19㎜

RECIST 58.7%, WHO 84.6%

肝転移巣はほとんど消失か、著明に縮小した

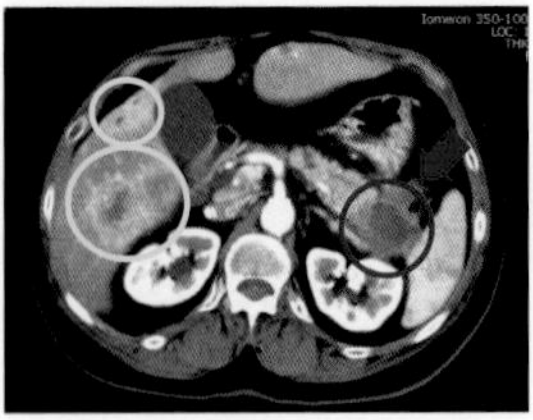

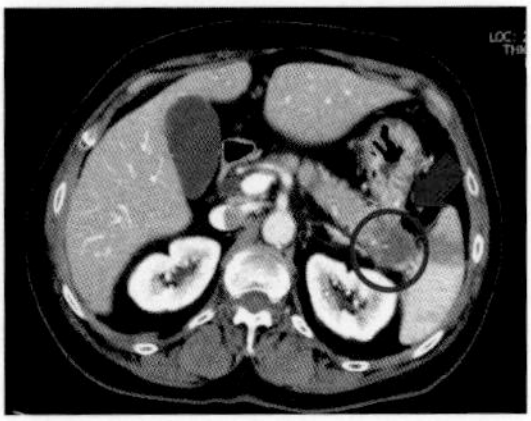

すい臓の原発巣も著明に縮小

$$\text{RECIST} = \frac{\text{治療前の最大径}-\text{治療後の最大径}}{\text{治療前の最大径}} \times 100$$

$$\text{WHO} = \frac{(\text{治療前の最大径}\times\text{最小径})-(\text{治療後の最大径}\times\text{最小径})}{\text{治療前の最大径}\times\text{最小径}} \times 100$$

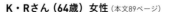

ケース 2

T・Tさん（53歳）男性 （本文111ページ）

来院時の状態

すい臓がん（非切除）＋多発肝転移　ステージ4

赤木メソッドによる治療を2020年3月からスタート。画像は、治療スタート時と2021年1月のもの。肝転移巣はほぼ消失し、原発巣もかなり縮小している。腫瘍マーカーの値も約2カ月後に見事に下がった。

2020年3月　　**2021年1月**

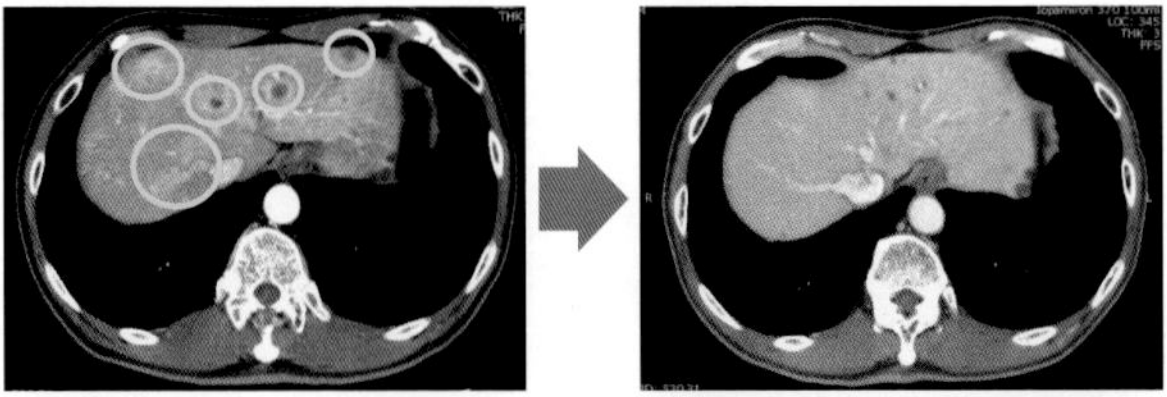

肝転移巣はほとんど消失した

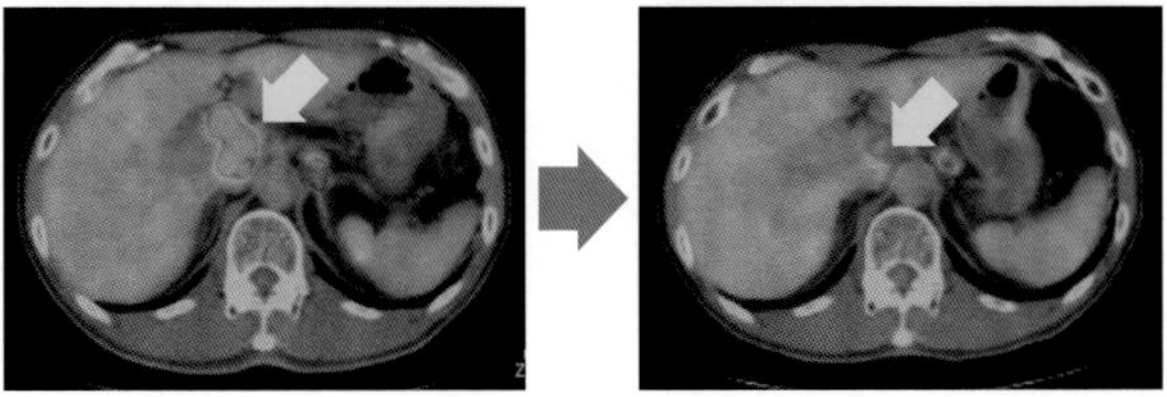

すい臓の原発巣も著明に縮小した

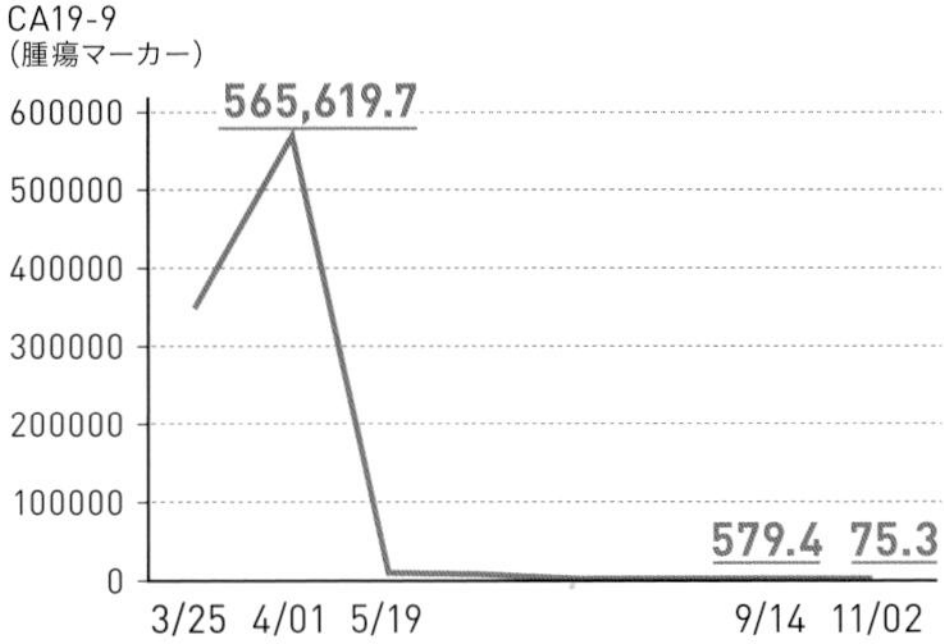

ケース 3

F・Sさん（52歳）女性（本文103ページ）

来院時の状態

乳がん　ステージ2

水素ガス吸入と温熱療法を併用した治療を行った。水素ガス吸入以前は顔色が悪かったが、吸入を始めてから顔色も肌つやもよく、頬も少しふっくらとし、健康的な表情とり戻した。腫瘍も57％縮小している。

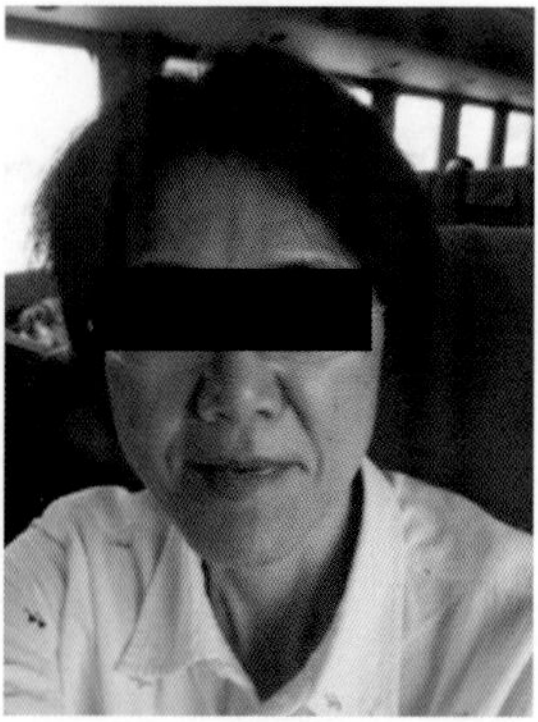

2018年3月

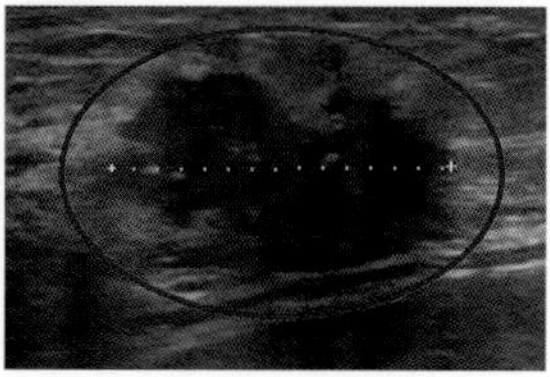

17.9×9.5㎜

水素ガス

2018年11月

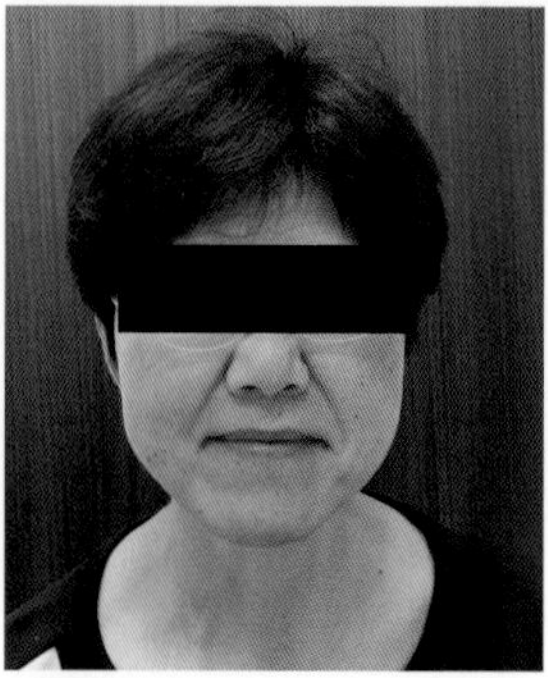

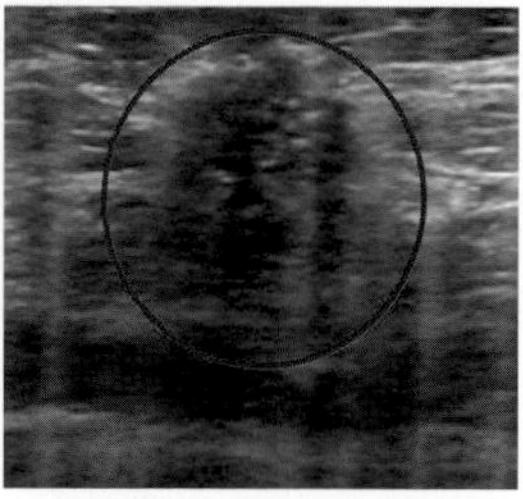

7.7×6㎜　57％縮小

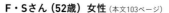

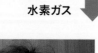

ケース
4

W・Kさん（73歳）男性

来院時の状態

すい臓がん（非切除）　ステージ4

赤木メソッドによる治療を2020年7月からスタート。6カ月後の2021年1月には腫瘍のサイズが53.4パーセントも縮小した。赤丸で囲まれた腫瘍に隣接している白く丸いところが動脈である。腫瘍が縮小し、動脈がより見えるようになった。腫瘍による動脈の巻き込みが改善した結果である。

2020年7月

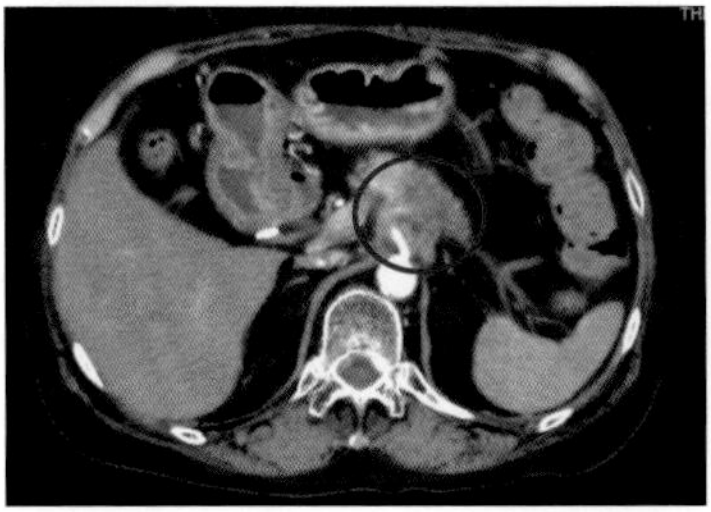

〈拡大〉

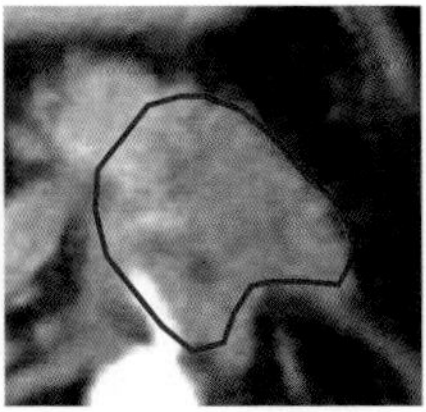

35.7×20.46㎜

動脈による腫瘍の
巻き込み改善した

2021年1月

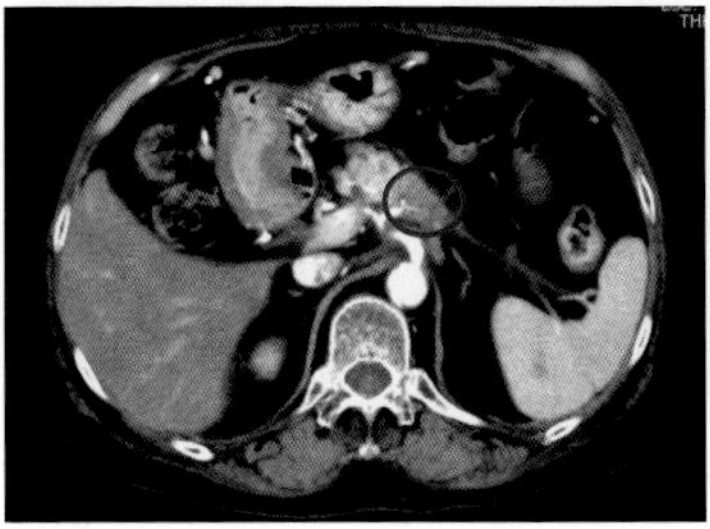

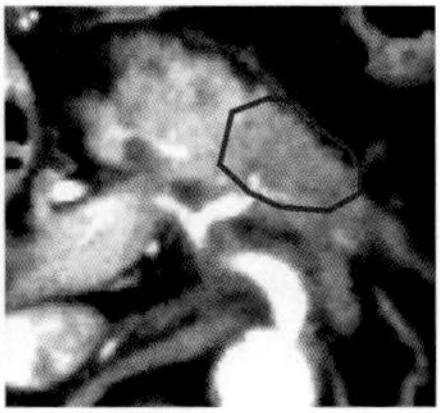

16.62×12.7㎜
53.4%縮小、
WHO 71.1%縮小

ケース 5

H・Sさん（62歳）女性（本文140ページ）

来院時の状態

肺がん　ステージ4

2014年6月に初診。肺がんが胸膜や骨盤にまで広がった状態で余命3〜4カ月と診断。当時はまだ水素ガス免疫療法がなく、温熱療法ハイパーサーミアと低用量抗がん剤で治療を継続。

2017年2月に水素ガス免疫療法を開始。写真右下はその2カ月後のもの。がんが急速に小さくなった。2019年5月の画像には腫瘍が消えている。縦隔リンパ節、骨盤の腫瘍とも、現在はほぼ完全寛解。

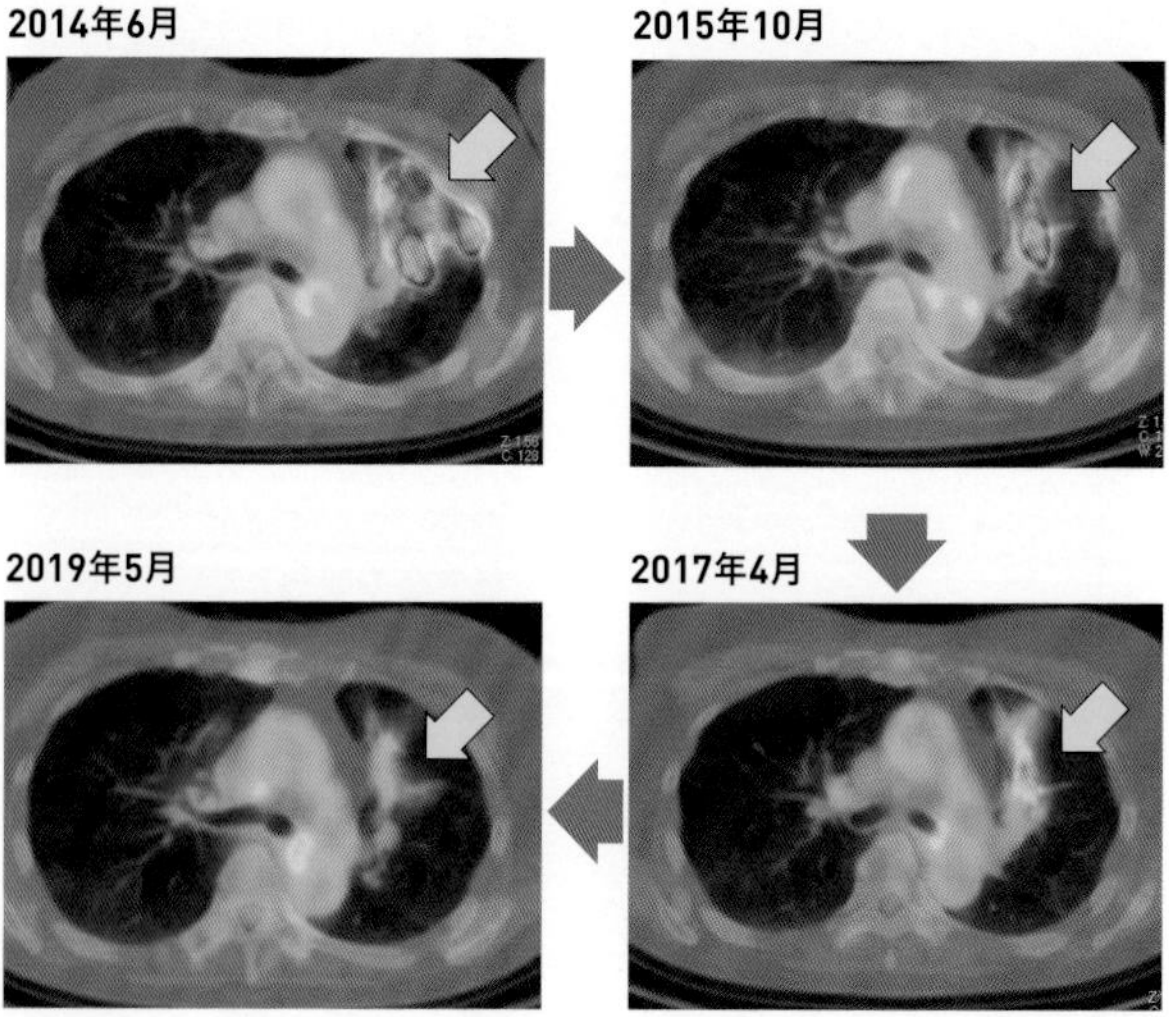

ケース6

J・Sさん（70歳）男性（本文136ページ）

来院時の状態

胃がん（非切除）＋肝転移　ステージ4

2020年4月に来院。2020年12月までの段階で、腫瘍は56.5％まで縮小した。下は胃カメラの画像である。腫瘍マーカーのCEA値は初診時に450あったものが1か月で一桁にまで劇的に下がり、現在に至るまで一桁で推移している。

2020年4月　　2020年12月

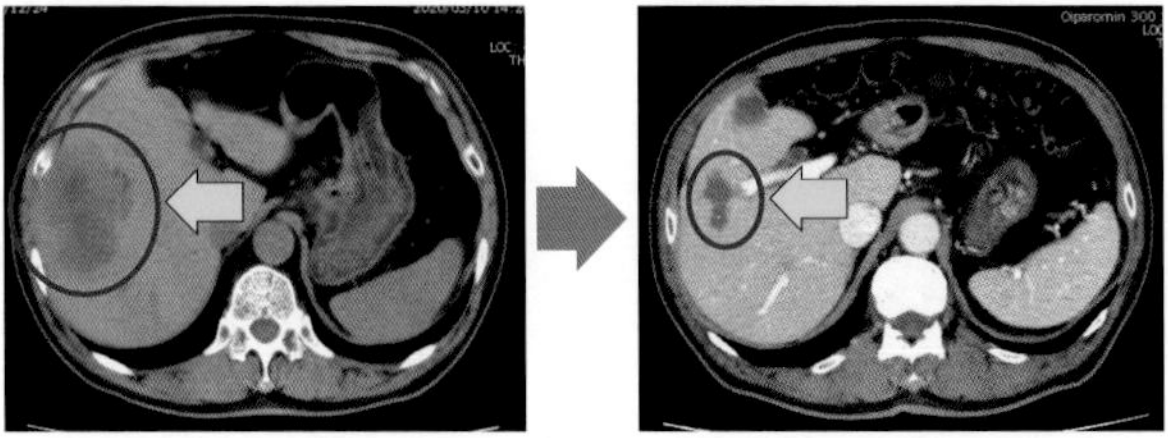

80.61×52.33mm

35.05×25.34mm
56.5%縮小PR

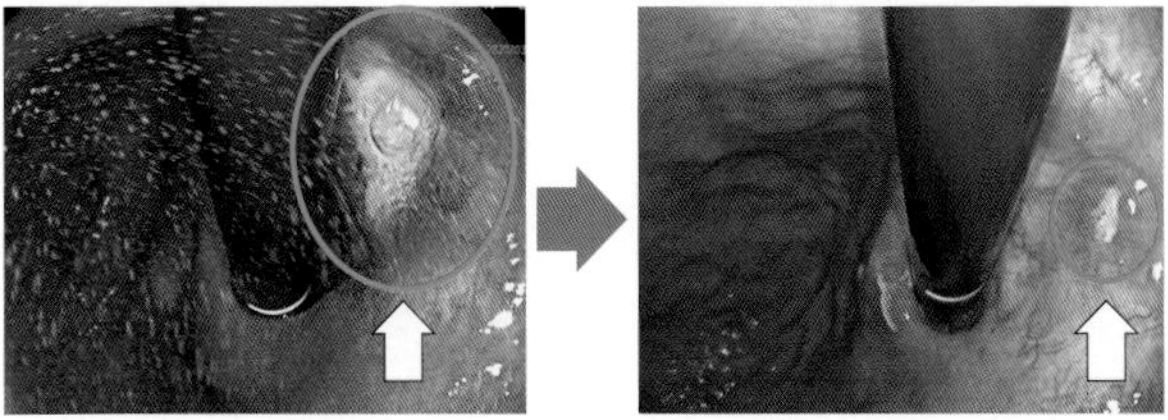

ケース 7

F・Tさん（71歳）男性

来院時の状態

腎臓がん＋仙骨転移　ステージ4

2020年11月に来院。左腎細胞がんで仙骨に転移が見られた。治療を開始して1カ月強で、原発巣は61.6％縮小し、転移巣も8,.1％縮小している。

2020年11月

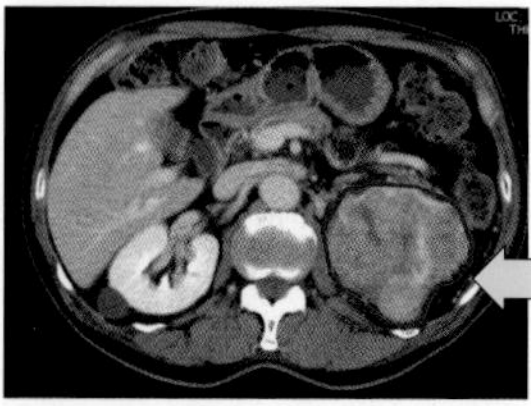

86.34×80.70㎜

2021年1月

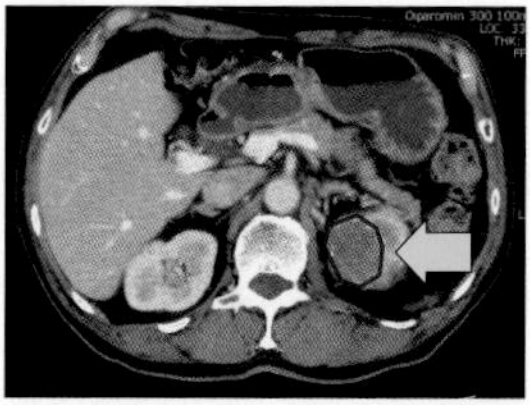

33.14×32.56㎜
RECIST 61.6%、WHO 84.5%

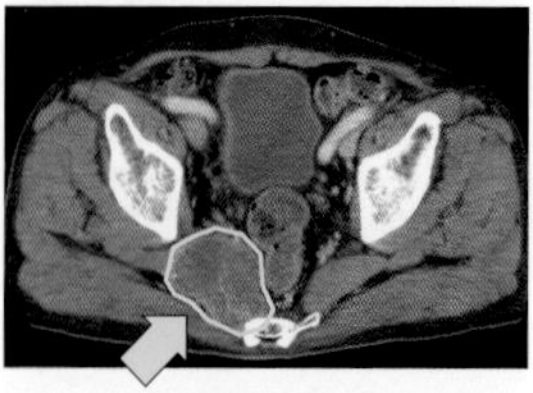

61.20×47.02㎜

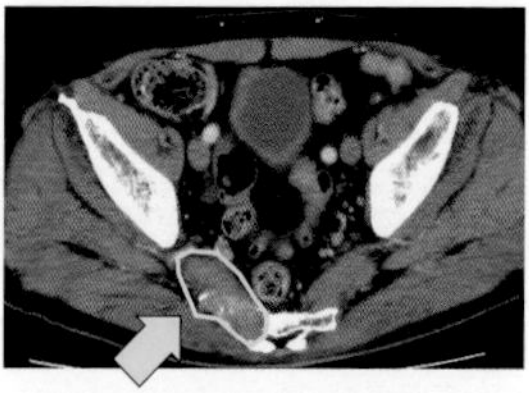

56.24×22.17㎜
RECIST 8.1%、WHO 56.6%

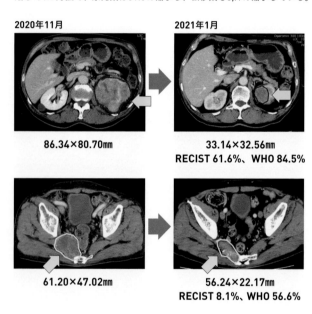

がん治療の「免疫革命」

がんと水素と「悪玉キラーT細胞」

赤木純児

ワニブックス
|PLUS|新書

はじめに

私が院長を務めるクリニックは熊本県にあります。日本の南にあるこの小さなクリニックで、世界初の試みを行っています。

それが、水素を使ったがん治療です。

日本には今、およそ68万人もの「がん難民」と呼ばれる方々がいます。標準治療で行えるあらゆる治療を苦痛に耐えながら受け、「もうできることがありません。緩和ケアに移りませんか」と医師から告げられた患者さんたち。「まだまだ生きていたい」と願っているのに、病院に見放され、困り果てながらも「生き続けるために、何か治療法がないのか」と探し、さまよう人たちが、およそ68万人もいるのです。

そうした方々を救いたい。その目的から、さまざまな治療法を検証し、研究し、確立したのが水素を使った免疫療法の「水素ガス免疫療法」です。

水素には体内の酸化を防ぎ、また免疫力を高める働きがあることがわかっています。その水素ガス吸入に、免疫療法薬の「オプジーボ（ニボルマブ）」を併用します。オプジーボは、2018年に本庶佑《ほんじょたすく》先生（京都大学名誉教授）がノーベル医学・生理学賞を受賞したことをきっかけに脚光を浴びたので、ご存じの方も多いでしょう。

詳しくは本文でお伝えしますが、水素ガス免疫療法によって、オプジーボの効果が約3倍にも上がり、ステージ4の末期がんの患者さんの約7割が1年、2年、3年と延命を続けられています。

通常、ステージ4の患者さんの延命率は数パーセントですので、水素ガス免疫療法はまさに「革命」というに匹敵する成績であるはずです。

私は、この水素ガス免疫療法を主軸として、低用量の抗がん剤治療、ハイパーサーミアという温熱療法、漢方治療など、試して効果のあったものを、1人1人の患者さんの状態に沿って組みあわせ、オーダーメイドのがん治療を行っています。目的は、「免疫力を復活させ、自分の免疫力でがんを消し、共存できる状態にすること」です。

薬の力でがん細胞だけを殺そうとしても、ステージ4の患者さんの延命が難しいことは、現在の標準治療の結果を見ても明らかです。延命できたところで、寝たきりの状態で過ごすとしたら、患者さんの苦痛を長引かせることになります。私が行う治療の目的は、日常の生活を送りながら、尊い命の時間を延ばしていくこと。それが、免疫力を復活させる治療法によって可能となっています。

この免疫療法を私は「赤木メソッド」と呼んでいます。

現在、赤木メソッドによる治療を受けに、年間200~300人もの方々が日本全国から訪ねてこられ、私のクリニックは「末期がん患者の駆け込み寺」のようになっています。

どうぞ、ステージ4のがんであったとしても、希望を捨てないでください。標準治療ももちろん日本の医療には必要ですが、がんを改善する方法はそれだけではないことを知ってほしいと思います。できることは、まだあるのです。

それとともに、患者さん自身も自分が行う治療法について、正しく理解することが大切です。専門用語が多く、難しく感じてしまうこともあると思いますが、この本では私なりにわかりやすくお伝えしていきます。ここで得た知識が「もっと生きていたい」と思うがん患者さんの原動力となることを、心より願っています。

第3章　末期がんのためのオーダーメイド治療「赤木メソッド」……105

第1章

なぜ、末期がんは標準治療で治らないのか

私たちはがん治療の転換点を生きている

日本人の2人に1人が発症し、3人に1人が亡くなるとされる病、がん。

がんは、長い間、日本人の死因第1位であり続けています。

もしも、がんが「治せる病気」であるならば、せめて「上手にコントロールできる病気」であれば、これほど私たちを不安にさせることはないのでしょう。

その不安の根底には、「がんになったら、命が危うい」という強い危機意識が根づいているのだと思います。

しかし、遠い未来から現代を見たとき、私たちは今、がん治療の転換点にいます。

「死と強く結びついている病気」から「上手にコントロールしていける病気」へ、そして「治せる病気」へと、今、変わっていこうとしている、と私は見ています。

その分岐点となったのが、2018年の本庶佑先生（京都大学名誉教授）のノーベル医学・生理学賞の受賞です。

本庶先生は、「オプジーボ（ニボルマブ）」というがん免疫治療薬に関する研究でノーベル賞を受賞されました。これは、「『免疫』こそが、がん細胞の根絶に重要」という世界に向けての宣言だった、といえるのだと思います。

がんの標準治療には限界がある

今、日本では外科治療（手術）、薬物療法（抗がん剤）、放射線治療ががんに対する３大治療とされ、標準治療として行われています。

標準治療とは、保険適用で受けられる治療方法のことです。

この３大治療がうまくいくケースも、多くあります。

しかし、保険で認められた治療法でありながら、３大治療には限界もあります。このことは、みなさんも強く感じていることでしょう。

その限界とは、何でしょうか。

がんは早期発見できれば、多くの場合において、３大治療で治していくことができます。ところが、進行すると治療は困難を極めることになります。

それなのに、がんという病は、初期には自覚症状がほぼ現れないのです。このため、発見されたときにはすでに進行しているケースが多くなります。

進行したがんに対しては、3大治療では治すことが極めて難しい。ここに、がん3大治療の限界が大きく立ちはだかることになります。

このように、3大治療では進行したがんを治すことが難しいからこそ、長い間、がんは日本人の死因第1位であり続けているのです。

がん監視システムが壊れてしまう

なぜ、3大治療の限界は生じるのでしょうか。

3大治療は、がんの成長を抑えていく作用を強く持っているけれども、一方で、免疫を著しく低下させてしまうためです。

私たちの免疫は、いわば「がん監視システム」です。がん細胞が発生していないか、増殖を始めていないか、と体中をパトロールし、がん細胞を見つけたらただちに叩き殺していきます。この免疫の働きが、がん腫瘍の縮小と延命には欠かせません。

がんは、進行の具合によって、ステージ０～４までの５段階にわけられます。これらのステージは、「がんの大きさ」「リンパ節への転移の有無」「遠隔転移の有無」の３つの要素を組みあわせて診断されます。

標準治療では通常、ステージ０～３の場合、がん腫瘍を手術でとり除きます。完全にがんをとり切れれば、「治癒切除」となります。けれども、がんが広がり過ぎてしまっていると、とり切ることができません。それによってがんが残ってしまうと、「非治癒切除」と診断されます。

ただし、治癒切除であったケースでも、目に見えないほど小さながん細胞が残ってしまうことも多く、そうなると再発もあります。

非治癒切除や術後再発となったがんは、「進行がん」と表現されます。このように手術で切りとれない進行がんに対しては、抗がん剤や放射線治療を使って攻撃していきます。

また、治癒切除できた場合も、がん細胞が体内に残っていることを想定して、術後、再発予防を目的に抗がん剤治療を行うことも多くあります。

ところが、抗がん剤や放射線治療は、1人1人が持っている免疫力までつぶしてしまう一面を持っています。

とくに問題となるのが、抗がん剤の「使用量」です。

抗がん剤の標準の使用量は、体重や体表面積から算出された、がん細胞を最大限に殺せる量で設定されています。

どれだけの量の薬を使えば、がんをどれほど壊せるか――。これが、抗がん剤の使用量の基準になっています。その量とは、「人が死なないぎりぎりの最大量」です。いわば、がんを最大限に壊すことのみに焦点が当てられ、薬の量が決められています。

抗がん剤をたくさん使えば、がん細胞もたくさん死にます。

けれども、抗がん剤とは、がん細胞だけを狙って殺すのではありません。私たちの体の正常な細胞も攻撃します。がん細胞を殺してくれる免疫細胞さえ叩いてしまうのです。

このため、抗がん剤が効いているときには、がん腫瘍が小さくなります。しかし、免疫もやられてしまうため、がん監視システムが働かなくなったとき、再びがん細胞が増殖を始めます。これによって結局は、生存期間が短くなります。ここに、抗がん剤治療のジレンマがあります。

「いかに免疫を上げていくか」を焦点に

標準治療で行われる放射線治療も、免疫を低下させる一因になっています。放射線治療では、患部に向けてさまざまな角度から放射線を当てます。それによってがん細胞を壊していきます。

ただ、放射線が当たると、患部は火傷と同じような状態になります。それほど細胞を破壊する力が強いのです。

このため、放射線治療は、免疫細胞にも悪影響をもたらします。

そこで最近では、がん細胞だけに当たるよう開発された放射線治療も出てきています。具体的には、「サイバーナイフ」や「四次元ピンポイント照射」などといったものです。これらは正常細胞を傷つけず、がん細胞だけを特異的に殺すことができます。そういう治療機器であれば、放射線を直接当てていないところのがんも免疫の作用で縮小したり消失したりする。いわゆる「アブスコバル効果」が起こることが報告されています。

このように今、放射線治療の現場で先進的医療に取り組んでいる放射線科医は、放射線治療で「いかに免疫を上げていくか」という方向に進みつつあります。

ただし、高度な医療機器であるため、すべての病院で受けられるわけではありません。ピンポイント照射の機械は、1台で3億円とか5億円と大変に高価で、大病院でない限りなかなか手を出せるしろものではないのです。

4週間だけ、がんが小さくなっても喜べますか？

手術と抗がん剤と放射線治療というがんの3大治療は、各学会が定めたガイドラインに沿って行われていきます。

ステージ0や1など早期がんの場合、このガイドラインは効果を発揮します。早期がんであれば、3大治療によって治る人が多く見られます。

しかし、がんが進行してくると、標準治療は「長く生きる」という意味において、効く人と効かない人にわかれます。

そして、ステージ4の末期がんになると、標準治療で生存できる人はほとんどいなくなります。それは標準治療が、「がん細胞を破壊する」ことばかりに焦点を当て、「寿命を延ばす」という観点が抜け落ちているため、とも私は考えています。

そもそも、「この治療法は効果がある」とする標準治療の視点と、患者の視点には、大きなズレが存在します。

標準治療の場合、その効果判定基準は、「4週間がんが小さくなっている」ことです。4週間だけ腫瘍が小さくなれば、そののち大きくなっても「この治療は効いた」と判断されることになります。

しかし、患者さんは違うでしょう。「この治療は効いた」という判断は、生存が危ぶまれる心配がなくなったときにされるはず。たかだか4週間、がんが小さくなっただけで、「この抗がん剤はすごい！」と喜べますか。再びがんが成長を始め、生存期間が延びることもないならば、「効いた」と喜ぶことはとてもできないと思います。

もちろん、がんが完全にいなくなれば、これほどうれしいことはありません。でも、患者さんにとってそれ以上に大切なのは「たとえ体内にがんが残っていても、寿命をどのくらい延ばすことができ、ふだん通りの生活を送れるか」ということではないでしょうか。標準治療は「がんそのもの」を見て、患者さんは「長生きできるか」を見ています。両者にはそれほど大きな隔たりがある、ということなのです。

末期がんに抗がん剤は効かない

ステージ3、ステージ4のがんや再発がんに対して、抗がん剤は正直にいって効きません。それは、抗がん剤を扱う医師であれば、誰でもわかっていることです。

私自身、かつては消化器外科の医師として手術に明け暮れ、抗がん剤治療も行ってきました。だからこそ、再発したときの落胆、抗がん剤が効かなくなったときの無力感は、今でもありありと思い出されます。

がん治療にあたる医師のすべてが、落胆や無力感をくり返し感じながら、今日も患者さんに向きあっているはずです。

それでもステージ４のがん患者さんに、ガイドラインに沿って抗がん剤を処方するのは、なぜでしょうか。

それが、ルーティンになっているからです。頭のなかでは「ステージ４の患者さんに抗がん剤は効かない」とわかっていても、続けざるを得ない状況に置かれてしまっているのです。なぜなら、ガイドラインに沿った標準治療しか、選択肢を持ちあわせていないからです。

しかし患者さんは、ステージ４のがんを抱えていたとしても、「治りたい」「長生きしたい」という希望を強く持ち続けます。

その両者の隔たりは、こんなアンケートに明確に表れています。

これは以前、中日新聞が医者と患者に行ったアンケートの一部です。

Q：最後までがんと闘いますか？

A：最後まで闘いたい……患者90パーセント　医者18パーセント

Q：どういう死に方をしたいですか？

A：とにかく治療をやりきったと思って死にたい……患者95パーセント　医者51パーセント

がん治療においては、医師と患者の間にこれほどの意識の違いがあるのです。

患者さんが「最後までがんと闘いたい」「治療をやりきりたい」と考えるのは、「どうにかして助かりたい」と心から願っているからです。

しかし、医師の大半は自分のがん患者さんと最後まで闘いたいとは思っていません。最後まで抗がん剤を使っても治ることはなく、ただただ副作用のためにつらい思いをしながら死んでいく患者さんの姿を、いくたびも目の当たりにしているからです。

「今の抗がん剤は効かないようなので、新しい抗がん剤を試してみますか？」と担当医に聞かれたら、患者さんは「やります」と答えるでしょう。そのときの心境は、まさに「藁《わら》をもつかむ思い」であるはずです。

ところが、「やりますか？」と尋ねている医師のほうは、頭のなかで効くと思ってはおらず、自分が末期の状態になったら「やりたくない」と思っている治療を、患者さんに勧めていることになるのです。

このことは、がんになる前からすべての人が知っておいたほうがよいことです。家族や大切な人ががんになったとき、治療方針をともに考えるうえでも役立つと思います。

標準治療で改善が期待できるのは、ステージ2あたりまで。それくらいならば、抗がん剤も再発予防に効くでしょう。しかし、ステージ3やステージ4になったら、標準治療は効果を期待できなくなります。

だからこそ、がんは早期発見、早期治療が重要であり、そのためにはがん検診でがんを見つけてもらうしかないのです。

免疫が得意とする仕事を奪ってはいけない

勘違いしてほしくないのは、私は「ガイドラインが悪い」といっているのではないことです。標準治療には「限界がある」と伝えたいのです。

標準治療によってがんが一時的に小さくなったり、腫瘍が消えたりしたとしても、ミクロの世界ではがん細胞が多く生き残っています。

しかもある学説では、「人間の体内では1日におよそ5000個のがん細胞が生まれている」といいます。健康な人の体内でも、毎日5000個ものがん細胞が発生している、ということです。

そのがん細胞たちを成長させないためには、免疫によるがん監視システムによって、目に見えないがん細胞の1つ1つを殺傷していく必要があります。その働きこそが、免疫細胞の得意とするところです。ところが、標準治療はがん細胞と一緒に免疫細胞もつぶします。

それでも、腫瘍が小さく、周りの組織に浸潤も、転移もしていない早期がんであれば、手術で切りとることができ、3大治療で治る可能性は高くなるでしょう。

しかし、がんが進行し、浸潤や転移を起こしてしまっていては、手術ですべてをとり切ることが不可能になります。

このとき重要になるのが、がん細胞の1つ1つを見逃さず排除することを得意とする免疫細胞の働きです。そんな重要な免疫細胞を、標準治療による抗がん剤や放射線は、つぶしてしまうのです。

抗がん剤や放射線による治療で、末期がん患者さんの生存期間を延ばせないのは、ここに限界が生じるからなのです。

抗がん剤は使えば使うほど、効果が下がる

切除不能がんや再発がんなどの進行がんの場合、抗がん剤で治療しても、がんが小さくなる人はよくて約30パーセント、それも1、2回までです。

ガイドラインでは、サード・ライン、フォース・ラインといって、3回目、4回目の抗がん剤の治療法が出ています。抗がん剤を使う順番も量も指示されています。

「まずはこれで」と処方した抗がん剤が効かなくなったら、次のレジメに変えて投薬します。しかし、サード・ライン以上になると、われわれ医師は「ほぼ効かない」と頭のなかで感じています。

抗がん剤は、回数を重ねるほど効果が低下していきます。がん細胞が抗がん剤に耐性

を持つようになるからです。こうなると、さらに強い別の抗がん剤が使われます。しかしそれでは、免疫がますます破壊されるばかりです。がんは進行のスピードを上げるので、もっと強い抗がん剤が必要になります。ここまでくると、もはや人の体が抗がん剤の作用に耐えきれなくなります。

実際、がんそのものではなく、抗がん剤の害で亡くなる人がいるのも事実です。正常細胞の多くが抗がん剤に攻撃され、ダメージを負ってしまうためです。こうなると全身機能が衰えます。まず食べることができなくなって、起き上がることさえできず、寝たきりになってしまうのです。

しかし、医師のほうから考えると、ガイドラインに沿って3回目、4回目の抗がん剤治療を行い、効果を得られなかったという結果が出て初めて、「もう、できる治療法はありません」「やれることはすべてしてしまいました」と患者さんに伝えることが許されるのです。

奇跡の「チャンピオン症例」もある

なかには、標準治療で治る人がまれにいます。３回目、４回目で抗がん剤が効くと、それは奇跡に近いできごとになります。まさに「チャンピオン症例」です。

チャンピオン症例とは、医学界でたびたび使われている言葉です。１００例治療してほとんど効果がなくても、そのなかに非常によく効いた１例があったら、その症例を大きくとりあげて「効果があった」と発表するケースのこと。発表を聞いているほうも、ある程度の経験のある医師なら「チャンピオン症例だな」とわかります。

でも、こうした症例がまれにあるので、患者さんに「この治療法は効くのですか？」と尋ねられた際、「効いた人もいる」と答えることもできるのです。

こうした奇跡のケースは、なぜ起こるのでしょうか。

私が多くの患者さんを診てきた感覚では、チャンピオン症例になるような人は、もともとの免疫力が相当に強いのだろうと思います。どれだけ抗がん剤で叩かれても、免疫を保つことができる人がまれにいます。こういう人は、ステージ４のがんで標準治療を受けても、生き残れます。しかし、それは非常に恵まれた免疫機能を持つ、まれな人の例で、ほとんどはそうではありません。

そう思うと、「このチャンピオン症例は、はたして本当に標準治療のおかげなのか」と首をかしげたくもなりますし、「治った人もいますよ」と患者さんへの説明材料にすることがはたして正しいのか、とも思ってしまいます。

日本にさまよう68万人もの「がん難民」たち

がんという生命にかかわる病気になったら、誰もが大学病院か大病院にかかりたいと考えるでしょう。

しかし、そうした公的な病院は、国のガイドラインに沿った治療しかできない状況にあります。大きな病院というのは、ある種のヒエラルキー（ピラミッド型の階層組織）が存在する世界です。それゆえ、さまざまな力が働き、標準治療以外の治療方法をとり入れるというのは、なかなか難しいところがあります。

標準治療にのみ頼った治療方針では、やがて限界が立ちはだかります。フォース・ラインまで抗がん剤治療を終えると、行える治療法がなくなってしまうからです。

そうなると医師は、「もう治療方法がありません」というしかなくなります。そして、「緩和ケアに移りませんか？」と伝えます。

緩和ケアとは、がんからくる痛みや倦怠感などさまざまな身体症状、苦しみや悲しみ、落ち込みなどの精神的症状を和らげるためのケアのことで、がん治療とは別のものです。残された時間、どれだけ苦痛をとり除いて生活するかに主眼が置かれます。

緩和ケアそのものは大切なことです。しかし、「もうできることがない」のあとに続く「緩和ケアをしましょう」という言葉は、患者さんにとって「もう治らないので、せめて苦痛をとり除いて生活しましょう」と引導を渡されたことにもなります。

さらには、「もう好きなことをしてください」「自由なことをしてください」という絶望的な言葉を医師から告げられた患者さんも少なくありません。医師にしてみれば、「治せる患者を優先して、診療をする」との使命感もあるでしょう。しかし、患者さん当人からすると見放されたと感じます。

こうなると、患者さんは自らがんを治す方法を求めてさまよう、いわゆる「がん難民」になるしかなくなるのです。

こうしたがん難民の人たちは、がん患者の53パーセントになると報告されています。その数、68万人に相当します。これは2006年12月発行の「医療政策 vol.5 がん患者会調査報告—『がん難民』解消のために—」（特定非営利活動法人 日本医療政策機構）に掲載された数字ですので、現在はさらに増えているかもしれません。「もっと生きていたい」と願いながら、行く当てを失った患者さんたち。こうしたがん難民の人たちが、日本には少なくとも68万人以上もいると推測できるのです。

食べることができるうちは、諦めなくていい

では、がん難民になってしまった人たちは、本当に治る余地がないのでしょうか。

私は、そうは考えていません。ただ、標準治療のガイドラインから外れてしまっただけです。

たしかに、フォース・ラインまで抗がん剤治療を行ってしまうと、免疫の面から見るとボロボロの状態です。

しかし、表面的にはまだ元気な人が大勢います。食事もできるし、動くこともできて、日常的な行動もできる。ただ、体内ではがんが大きく育ち、免疫力は非常に落ちている、という状態です。

私は、食べることができているうちは、回復する余地が十分にあると考えています。

それほど、食べることは重要です。

口から食べものを入れて、よく噛んで、胃腸で消化し、栄養を全身に送る。この一連の行動が人間には非常に重要で、免疫力を高める基盤となります。

とくに、腸は免疫力の約7割をつくり出す、人体最大の免疫器官です。食べることで、腸が刺激されれば、免疫も刺激されます。

また脳は、噛むという行為や腸の動きによっておおいに刺激されます。脳の働きが活性化されれば、思考をポジティブに保てます。免疫力の残りの3割は心がつくるといわれます。心が元気ならば、がんを倒す力も高まる、ということです。この力は、食べることで養われます。

それほど食べるという行為は、免疫に重大な作用を複合的に起こしてくれるのです。

現代の胃ろうや点滴がどんなに優れているとはいえ、口から食べることにはかないません。口から食べることができなくなったときに、回復はきわめて厳しくなります。

だからこそ、食べることのできる人は、諦めないでください。

私は標準治療とまだ認められていないさまざまな治療法をとり入れ、免疫を中心としたがん治療を行っています。詳しくは第2章、第3章でお話ししますが、「水素ガス免疫療法」を主軸とした「赤木メソッド」です。

こうした独自の治療法を行えるのは、私自身が院長という立場で、必要のないしがらみを排除できるところで、患者さんに寄り添えるからでしょう。

私たちのクリニックに来院される患者さんは、がん難民となってしまった人たちばかりです。そうした患者さんたちが赤木メソッドによる治療を受けることで、2年、3年と生存期間を延ばし、日常生活をとり戻しています。それは決してチャンピオン症例などではなく、末期がんの患者さんの約7割にあたります。

「抗がん剤は強力な発がん物質」とアメリカが発表

私も治療で抗がん剤を使います。しかし、副作用が出るほど大量には使いません。抗がん剤は、ご存じの方も多いと思いますが、１９５０年代に、ナイトロジェン・マスタードガスという毒ガスを人体に使ったのがはじまりです。副作用も多いけれども、がん細胞も死ぬ。そうした薬から、次々に開発が行われていきました。

これを主導したのがアメリカです。ところが、アメリカは真っ先に抗がん剤から手を引いています。１９８８年、ＮＩＨ（国立衛生研究所）にある米国国立がん研究所が、「抗がん剤は、強力な発がん物質で、新たながんを発生させる」

と宣言したのでした。「今あるがんは殺すけれども、それとは違うがんがまた出てくる」という「抗がん剤要注意宣言」です。

とはいえ、アメリカも抗がん剤の使用を完全にやめたのではありません。

ただ、他の治療法が非常に発展してきています。１９９０年にアメリカ議会がん問題調査委員会ＯＴＡレポートで、「自然療法のほうが通常の抗がん剤、放射線治療、手術よりも治療効果が高い」と報告されたためです。抗がん剤などの標準治療より、統合医療の有効性が重視されたのです。

統合医療とは、「西洋医療を補完するもの」との扱いであった代替医療を認め、医師が正式に選択するべき治療に含めた医療のことです。

アメリカでは、ＮＩＨが統合医療をとり入れました。そのための部門をつくり、西洋医学以外のものの有効性を認めました。これによって、東洋医学や精神医学などの研究もさかんに行われるようになっています。

これにともない「アクセス法」も設けられました。「患者には、代替医療を含めて効果的な医療を受ける権利があり、医師は効果的な治療法を提示する義務がある。効果のある治療法を患者に提示できなければ、医師法違反で罰せられる」という法律です。

こうした法律があるとなっては、医師はがんばってさまざまな治療法を勉強し、検証していかなければいけません。代替医療を「まがいもの」と排除できなくなったのです。

また、目の前の患者さんにもっとも適した治療法を提示する義務が明示されたため、1人1人と真摯に向きあうことが重視されるようになりました。そうした姿こそが、臨床医の本懐であり、多くの患者さんが求める医師像ではないでしょうか。

では、抗がん剤治療に見切りをつけたアメリカでは、どのような代替医療が実際に行われているのでしょう。たとえば鍼灸《しんきゅう》は、日本以上に発展しています。漢方など東洋的な治療法もさかんです。ヨガや瞑想、温熱、断食、サプリメント、アロマテラピーなども、医師の指示のもとに積極的に行われます。

祈りなど精神的なものも大事にされています。日本では「祈り」というと、非科学的だと考えられてしまいます。しかし、アメリカでは効果の高い治療法として重視されています。実際、祈ることによって効果が上がったとの統計も報告されています。

日本の医療は「西洋医学かぶれ」

西洋医学一辺倒の3大医療から統合医療へ。

アメリカではそう大きく舵を切った1990年代から、がんの罹患率も死亡率も下がり始め、現在も下降を続けています。

かつては、日本よりアメリカのほうが、がんの死亡率が高かったのです。ところが、1990年代にグラフは交差し、逆転しています。アメリカは下降を続け、日本は上昇を止めることができないままいます。

2007年には、「抗がん剤や放射線治療のような西洋医学も、免疫力が働いていなければ効果を発揮できない」とのマウス実験による報告が、権威ある医学誌『ネイチャー・メディシン』に掲載されました。がん治療における免疫力の重要性が、世界の医師たちに発信されたのです。

現在、アメリカ有数のがん専門病院では、統合医療が本格的にとり入れられています。中国でも、手術室の隣の部屋で、ヨガや瞑想、鍼《はり》治療などが行われていたりします。統合医療を本格的に行っていないのは、先進国のなかでは日本くらいのものでしょう。

日本の医療は、「西洋医学かぶれ」なのです。西洋医学を極め過ぎて、そのシワ寄せが患者さんに向かってしまっています。最先端医療は優れた部分も大きいのですが、極め過ぎると、どつぼにはまってしまうことも多いのです。

効果と結果のデータを、自分の目でたしかめる

これまで代替医療は「民間療法」という意味あいで、「不確かで、あやういもの」というとらえられ方をされてきました。

たしかに、そうした療法は、ちまたにたくさん氾濫しています。

本当ならば、そうした療法を精査し、患者さんの心身の状態やその人の生活スタイルや性格などを照らしあわせ、「あなたにはこの治療法が適していますよ」と指示を出せる専門機関があればよいのです。将来的には、そんな専門機関が必要になるとも思います。

しかし、今のところ日本にそれはありません。そのため、がん難民になった患者さんは、自分で探し出すしかない状況です。なかには間違ったものを選んでしまい、高額なお金を請求されたうえに亡くなってしまうケースがあるのも事実です。

こうしたことを防ぐためには、代替療法を選ぼうとする際、「免疫に着眼した医療か」ということを患者さん自身がしっかり調べ、どの程度の結果が出ているのか、自分に適した治療法かを冷静に見定めることが必要です。実際にその治療を受けた人の感想だけ

でなく、効果と結果のデータを自分の目でたしかめることです。

免疫を主体とする療法に、「ノー」をつきつける医師も多くいます。「免疫療法を受けてみたい」と患者さんが口にしたとたんに「ああ、効かないよ」という医師や、「そんなものは絶対にやってはダメだ」と怒り出す医師もいると聞きます。

しかし、「免疫療法が効かない」というのは間違いです。実際、私がステージ4の患者さんの治療で効果を上げているのは、免疫を主体とする統合医療を行っているからです。

私が行っている治療法は、いずれも日本の医療の本筋から外れています。しかし結果として、実際に患者さんの生存期間を延ばすことができているのは、免疫を主体とした治療法を行っているからなのです。

免疫治療を毛嫌いする医師は、なぜ多い？

今、国民の関心は、免疫に強く向かっています。以前はほとんど知られていなかった免疫の重要性が、医者を飛び越えて、国民に広く伝わってきています。

このことは、新型コロナウイルスの世界的な拡大によって、より強いものになったと感じます。多くの人が「新型コロナ感染を防ぐには、免疫が重要」と気づきました。そして、「免疫を高めるには、どんなことをするとよいのか」と関心を高めています。

新型コロナウイルスを倒すのも、がん細胞を倒すのも、同じ免疫です。免疫力を高めることができたなら、がんを防ぐこともでき、新型コロナ感染の予防にもなるのです。

一方では、免疫療法にいまだ偏った考え方を持つ医師が多くいます。

その背景には、免疫療法の歴史があるといえるでしょう。

免疫をめぐる歴史上最大のできごとは、１９９０年代の「がん抗原」の発見です。

がん抗原とは、簡単にいうと「がん細胞に発現する特有のたんぱく質」です。いわば、がん細胞の目印のようなものです。このがん抗原を、免疫細胞の「キラーT細胞」が認識し、がん細胞を殺していることがわかったのです。

このしくみが明らかになり、「がんを治せる」と医療界は盛り上がりました。ワクチン療法や免疫細胞療法などが開発され、さまざまな治療法がさかんに行われたのです。

ところが、医師たちが期待するような効果は得られませんでした。

期待が大きければ、そのぶん落胆も大きくなります。「免疫療法は効果がない」「時間がかかり、まだるっこしい」という不信感を強く持った医師が多かったのです。

この状況を劇的に変えた出来事があります。それがオプジーボの登場です。

詳しいことは後述しますが、オプジーボは「免疫チェックポイント阻害薬」という薬で、ひと言で薬効を述べるならば、免疫のブレーキを外して免疫を活性化することです。

本庶先生がオプジーボの研究でノーベル賞を受賞されたことで、「やはり、がん治療には免疫が重要」との認識が、医療の現場でも改めて広がりつつあります。

本庶先生は、「もうじき抗がん剤がいらない時代がくる」と明言されています。

ここが時代の分岐点となって、今後は免疫を主体とした治療法がメインになり、抗がん剤は補助的な存在に変わっていく。私はそう考えています。

免疫ががん細胞を倒すしくみ「がん免疫サイクル」

私は、患者さんの免疫力を高めながらがんを倒していく免疫療法の有効性を重視し、日々、治療と研究を行っています。患者さんの容体にあわせて、さまざまある治療法からもっとも適したものを選んで提案しています。

そうした免疫療法を実践していると、ステージ4の末期がんであっても、がんが消えていく、あるいは悪さをしない程度に小さく抑え込めるという症例が数多く現れました。なぜ、こうした効果を得られているのか。答えは「がん免疫サイクル」に沿って免疫を活性化する治療を行っているからです。

免疫の重要で最終的な目的は、元気なキラーT細胞を誘導することであり、がん免疫サイクルはその7つの道程を示したものです。

すべての人の体内では、毎日5000個ものがん細胞が生まれているとされます。しかし、がんになる人は日本人の2人に1人で、残りの2人に1人はがんになっていません。がんになっていない人の体内では、がん免疫サイクルが正常に機能しているために、免疫（元気なキラーT細胞）が正常に活性化されて、がん細胞から体が守られています。がん腫瘍が小さくなる、もしくは消えるということも、このサイクルが正常に働いていてこそ起こることです。

そのがん免疫サイクルの図を53ページに掲載しました。がん免疫サイクルは、7つの段階を追って進んでいきます。

このうちどの段階で障害が起こっても、免疫サイクルは働かなくなります。そうなると免疫による監視機構が働かなくなるためにがん細胞が増殖し、がんが発症したり、再発したりということが起こってくるのです。

《がん免疫サイクルの流れ》

①【がん細胞の破壊】　抗がん剤や放射線治療でがん細胞が破壊される。

②【樹状細胞によるがん抗原（目印）の提示】　免疫細胞の1つの「樹状細胞」が①で破壊されたがん細胞をとり込み、「これがかんだよ！」とその目印をキラーT細胞に提示する。

③【樹状細胞によるキラーT細胞の教育】　がんにしか発現していない目印を見つけられるように、樹状細胞がキラーT細胞を教育して活性化する。

④【遊走】　活性化したキラーT細胞は、血管内を流れながらがん組織を探してパトロー

がん免疫サイクルの流れ

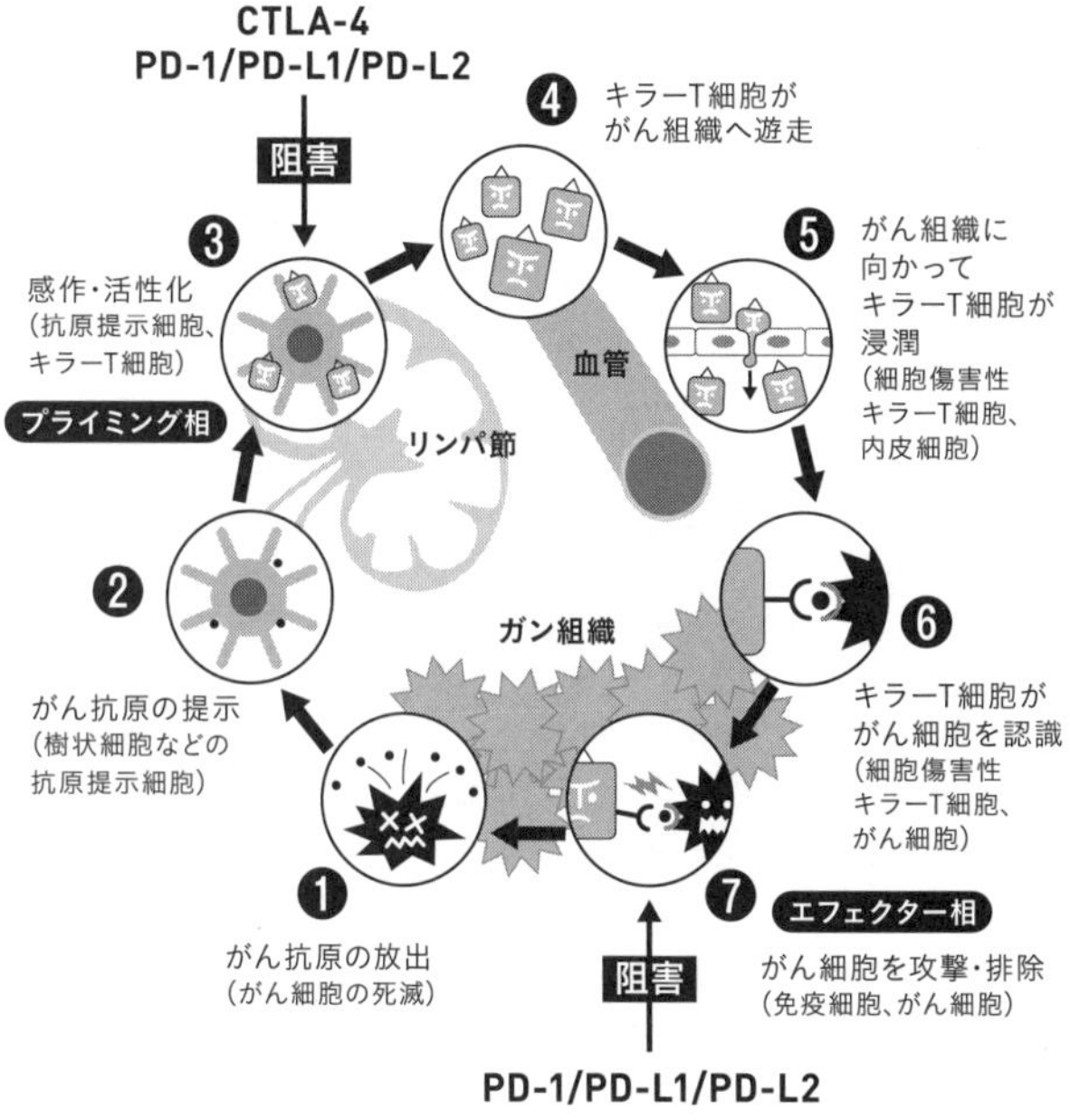

プライミング相：抗原提示細胞ががん抗原をキラーT細胞に提示する段階（起動相）
エフェクター相：がん抗原を認識したキラーT細胞が活性化して免疫反応を起こす段階

ルする。

⑤【がん組織への浸潤】　キラーT細胞ががん組織に浸潤（しみ込み広がること）する。

⑥【認識】　がん組織であることをキラーT細胞が認識する。

⑦【攻撃】　キラーT細胞ががん細胞を攻撃する。

オプジーボはあらゆるがんに効く

「オプジーボは効かない」という認識を持っている医師も多くいます。これは、実際に患者さんに投与し、思ったような効果を得られないことに起因しているのでしょう。

本庶先生のノーベル賞受賞によって有名になった薬ですが、その割には使っている医師があまり多くないという現状もあります。

オプジーボは免疫治療薬の1つです。使いこなすには免疫の知識と経験が必要です。これまで抗がん剤ばかり使っていた医師にとっては、まったく毛色の違う薬なので、なかなか使いこなせないのだと思います。

「オプジーボが効かない」という問題は、がん免疫サイクルをうまく働かせることで解決します。

オプジーボは、サイクルの⑦の関門で効く薬です。

サイクルの①から⑥までがきちんと働くことで、元気なキラーT細胞ががんの周りに集まってきます。その状態が整っていてこそ、オプジーボは効くのです。つまり、がん免疫サイクルのすべての段階が、うまく作動することがオプジーボが効果を発揮する条件です。

そこで、私の実践する赤木メソッドでは、サイクルの①から⑥までがうまく働くよう促進していきます。本当は、がん免疫サイクルのうち、どこが障害されているのかを見つけて、そこを重点的に治せればよいのですが、現状としてそれが難しいので、全体がスムーズに動くように働きかけていきます。

そのうえでオプジーボを使うと、とてもよい効果を得ることができます。

現在のところ、オプジーボが保険適用になっているのは、「悪性黒色腫（メラノーマ、皮膚がんの一種）」「肺がん（非小細胞、二次治療からのみ使用可能）」「頭頸部がん（舌がん、咽頭がんなど）」「胃がん（切除不能なものに限る）」「腎細胞がん」「ホジキンリンパ腫」「悪性胸膜中皮腫」などのがんに限られています。しかし、がん免疫サイクルを正常に働かせることができれば、すべてのがんにオプジーボは効きます。

ではなぜ、保険が適用されるがんは、限られているのでしょうか。

理由は、「治験が終わっているかどうか」ということだけです。

治験とは、患者さんなどに実際に使ってみて、人での効果と安全性を調べる臨床試験のなかで、とくに国の承認を得るための成績を集める臨床試験のことを指します。この治験には非常に長い時間がかかります。

悪性黒色腫や肺がんなどは、早くから治験が進められたために、他のがんに先駆けて結果を得られ、保険で認められました。それだけのことです。

ですから、「保険適用されたがんにしかオプジーボは効かない」のではありません。

実際、私はあらゆるがんの患者さんにオプジーボを使います。がん免疫サイクルがしっかり働く状態に持っていってからオプジーボを使っているので、〝末期の末期〟というような状態であっても、多くのケースで生存期間を延ばせるという効果を得ています。

がん治療の主役は「キラーＴ細胞」

それではなぜ、「がん医療には免疫の働きが欠かせないのか」というお話しをしましょう。ここが本書の肝となる内容なので、じっくり読んでみてください。

免疫の主役はＴ細胞です。Ｔ細胞は、「胸腺（Thymus）」という胸の真ん中にある小さな臓器でつくられる免疫細胞であることから、頭文字をとってこの名がつけられました。

Ｔ細胞には、すべての免疫細胞たちの司令塔として働く「ヘルパーＴ細胞」と、強力な攻撃力でがん細胞などの異物を排除していく「キラーＴ細胞」がいます。このうち、がん免疫サイクルの主役となるのが、キラーＴ細胞です。

キラーＴ細胞は非常に優れた殺傷能力を持ちます。でも、攻撃力が高いぶん、その働きが過剰になってしまうと、正常細胞まで傷つけてしまいます。がん細胞を殺すにはキラーＴ細胞の攻撃力が必要だけれども、健康を守るためには働き過ぎてもいけない。バランスが大事な免疫細胞です。そこで、キラーＴ細胞の殺傷力が高まり過ぎて、働きを落とす必要が出たときには、自らの表面に「ＰＤ‐１」という特殊なたんぱく質を発現します。このＰＤ－１というたんぱく質を発見されたのが本庶先生です。

ＰＤ－１は免疫の調整役です。キラーＴ細胞の働きを活性化させるときには引っ込み、働きを弱めたいときには出てきます。状況に応じて、キラーＴ細胞の表面から出たり入ったり、まるで天秤のように免疫を調整しています。これが正常な状態です。

ところががん、とくに進行がんになった人は、キラーＴ細胞の多くがＰＤ－１を、がん細胞の表面には「ＰＤ－Ｌ１」というたんぱく質が発現しています。その分子は、キラーＴ細胞のＰＤ－１とぴったりくっつくようにできています。

ＰＤ－Ｌ１にくっつかれてしまうと、キラーＴ細胞の攻撃機能に完全にブレーキがかかります。がん細胞がキラーＴ細胞に攻撃されないように、その働きを封じ込めてしまうためです。これが「免疫チェックポイント分子」というしくみです。

なぜ、オプジーボが「免疫チェックポイント阻害薬」という名称を持つのかといえば、ＰＤ－１とＰＤ－Ｌ１の結合を外す薬だからです。キラーＴ細胞にがんと闘う力を回復させるには、両者の結合を外す必要があるのです。これはキラーＴ細胞の「ミトコンドリア機能不全」（第２章で説明）がかかわっています。そして、恒常的にＰＤ－１を発現しているキラーT細胞にはオプジーボは効きません。がん細胞をどんどん殺していかなければいけないのにPD－1が引っ込まず、キラーT細胞の働きにブレーキをかけ続けてしまうからです。

こうなると、キラーT細胞の攻撃力が弱まります。がん免疫サイクルも正常に働きません。樹状細胞に抗原提示されても、キラーT細胞の働きが活性化されないからです。

これによって、がん細胞は成長を許されることになります。

つまりオプジーボとは、抗がん剤のようにがん細胞を叩くのではなく、キラーT細胞の働きを回復させ、患者さん自身の免疫ががんを攻撃できるよう働きかける薬なのです。

オプジーボの効果を高めるには、水素が効く

ところが、オプジーボを使っても免疫力が回復せず、がんの成長を止められないケースが多く見られます。実際、オプジーボはがん患者の20～30パーセントにしか効かないと推計されています。

これはどうしてなのでしょうか。がんになった人のキラーT細胞の多くは、もともとPD－1が恒常的に出ている状態です。免疫抑制が働き、攻撃力が低下しています。オプジーボでPD－L1とPD－1の結合をいくら離したところで、キラーT細胞からPD－1が発現したままでは、がん細胞を倒す力にブレーキがかかったままなのです。

がん免疫サイクルは、キラーT細胞からPD－1が発現していない状態であってこそ正常に働きます。その状態でなければ、オプジーボを投与しても効果は得られません。だとするならば、がんの病状を改善していくには、PD－1を引っ込ませて、キラーT細胞が元気に働くようにしていく必要があります。そのために、何ができるのでしょうか。私たちは、臨床と研究の結果から、水素ガス吸入が非常に優れた効果を上げることを突き止めました。水素ガスの吸入を行うと、キラーT細胞のPD－1が天秤のように出たり入ったりする健全な状態に戻ることがわかったのです。その状態でオプジーボを使ってこそ、キラーT細胞の攻撃力が回復し、がん腫瘍を小さくしていけるのです。

では、水素ガスはがん治療にどのような効果をもたらすのでしょう。このことについては、次章から実際の私の臨床と研究の結果を交えながらお話ししていこうと思います。

第２章

末期がんを治す！「水素ガス免疫療法」

がん細胞を生む「悪玉活性酸素」

私たちは呼吸をすることで生きています。

呼吸でとり込んだ酸素の約9割は、細胞内の小器官「ミトコンドリア」でエネルギーを産生するために使われます。そのエネルギーが、あらゆる生命活動や運動を起こす源になります。

キラーT細胞などの免疫細胞が働くためのエネルギーも、ミトコンドリアによってつくられています。

ただ、エネルギー産生の際に「活性酸素」という副産物も発生します。エネルギー産生に使われた酸素のうち、1~2パーセントが活性酸素に変わっています。

活性酸素というと、細胞を酸化させる「ワルモノ」と、たびたび語られます。しかし実際には、「善玉」と「悪玉」が存在していることをご存じでしょうか。

善玉活性酸素には、「スーパーオキシドアニオンラジカル（スーパーオキシド）」「過酸化水素」「一重項酸素」があります。これらは、免疫を活性化し、人体によい影響を与えることがわかっています。

一方の悪玉活性酸素は、「ヒドロキシラジカル」の一種類のみ。この悪玉活性酸素が、人体に悪い影響を与え、免疫を低下させてしまうのです。

がん細胞の発生にも、悪玉活性酸素が強く関与しています。

つまり、呼吸という基本的であたりまえの生命活動が、悪玉活性酸素を発生させ、がん細胞の誕生に関与している、ということです。私たちの体内では、日々がん細胞が発生しています。これは、人が酸素を使ってエネルギーを産生する生物である以上、避けられないことなのです。

悪玉活性酸素が、がんが育ちやすい環境をつくる

悪玉活性酸素は、体内でどのように作用するでしょうか。

まずは、正常細胞の遺伝子を障害します。

がん細胞は、遺伝子変異で起こってきます。その遺伝子変異を起こす原因となるのが

悪玉活性酸素です。

そして、ミトコンドリアのＤＮＡを障害すると考えられています。

遺伝の設計図ともいえるＤＮＡは、細胞核だけでなく、ミトコンドリアにも存在しています。そのＤＮＡが障害されると、ミトコンドリアは機能不全に陥り、エネルギーの産生効率が悪くなって、全身の不調へとつながっていきます。しかも、キラーＴ細胞などの免疫細胞がエネルギー不足になって、働きを低下させてしまうのです。

さらには、血管を傷つけ、血流を悪くします。

免疫細胞の多くは、血流によって全身に運ばれますから、血流の低下はそのまま免疫力の低下を招きます。免疫力が低下すれば、がん細胞は殺傷されずにすみ、どんどん成長していくことになります。このように、悪玉活性酸素はがん細胞が生まれやすく、育ちやすい環境をつくっているといえるのです。

なお、悪玉活性酸素を発生させる原因は、呼吸だけではありません。紫外線や加工食品などの食べもの、ストレスなど、さまざまなものの影響を受けて体内で発生します。

いわゆる「健康によくない」とされるものが、悪玉活性酸素の発生に関与していると考えられています。

水素は悪玉活性酸素のみ消去する

悪玉活性酸素が、人体に悪影響をもたらすのは、酸化力が強いためです。酸化とは、酸素によって、水素または電子を奪われる反応のこと。これによって、物質は正常な状態を失い、劣化します。悪玉活性酸素は、酸素よりもさらに強い酸化力で、体の細胞や免疫細胞、血管などを劣化に導きます。ここからがん細胞が発生したり、病気が起こったり、老化がうながされたりします。

こうした害の大きな悪玉活性酸素を消去することが、がん予防と改善には必要になってくるのです。

水素ガス吸入ががん治療に優れた効果をもたらすのは、悪玉活性酸素に水素が結びつき、悪玉活性酸素を消去するためです。しかも、善玉活性酸素にはほとんど作用しません。水素には悪玉活性酸素のみを選択的に除去する性質があるのです。

67ページのグラフを見てください。水素は、悪玉活性酸素であるヒドロキシラジカルのみの残存率を低くし、善玉活性酸素のスーパーオキシドと過酸化水素の値はほぼ変えていないことがわかります。

一方、ビタミンCは悪玉活性酸素も消しますが、善玉活性酸素の過酸化水素も消し去っています。スーパーオキシドディスムターゼ（SOD）は、善玉活性酸素のスーパーオキシドを消去しています。SODとは、活性酸素を分解する酵素のことです。

ビタミンCやSODは抗酸化物質と呼ばれ、酸化を抑え、細胞の劣化を防ぐために必要とたびたび語られます。たしかに、これらは悪玉活性酸素に優れた作用を示しますが、同時に、免疫活性に働く善玉活性酸素も消去してしまうのです。

ではなぜ、水素は悪玉活性酸素とのみ反応するのでしょうか。理由が気になるところですが、まだ明らかになっていません。今後、そのメカニズムがわかってくるはずですが、ここが水素の不思議でおもしろいところともいえるのでしょう。

ただ、今考えられることでお話しをすれば、水素は不活性ガスとみなされてきました。不活性とは、簡単にいえば「化学的に安定していて、化学反応を起こしにくい」ことです。水素は、基本的に安定した状態で存在しているため、消し過ぎてはいけない善玉活性酸素とは反応せず、より不安定な悪玉活性酸素とばかり反応するのでしょう。それによって、結果的に悪玉活性酸素のみをねらい撃つ形で働いていると考えられます。

なお水素は、分子が極めて小さいという特徴があります。ミトコンドリアと比べて、1万分の1ほどしかありません。しかも、水にも脂にも溶け込む性質があります。これによって、脂質の多い細胞膜にも、水分の多い細胞内外にも行き届くことができます。

また、水素は血流にのって全身をめぐる一方で、血流がなくても体内に拡散すること

水素は悪玉活性酸素を選択的に消す

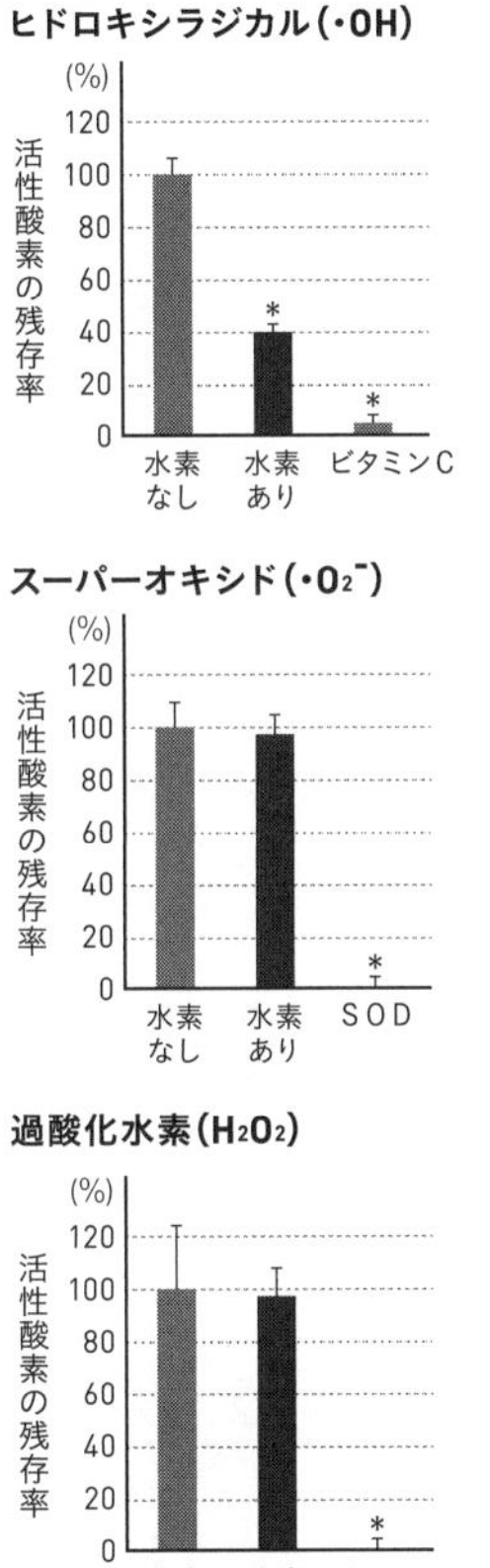

(出典)「水素ガス吸入療法ファクトブック」
(国際水素医科学研究会)

が動物試験で確認されています。

このように、水素は体中を自由自在にめぐり、全身に広がっていきます。そうして悪いところをよい状態に導くけれども、問題のないところにはなんら作用しない、という望ましい働き方をしてくれている、と考えられるのです。

宇宙で最初にできた元素

水素とは、そもそもどのような物質でしょうか。

水素の原子番号は1番で、元素周期表のいちばん初めに出てきます。

1つの電子と1つの陽子という最小単位の組みあわせで構成されていて、宇宙でもっとも軽く、宇宙で最初にできた元素でもあります。

宇宙は、約150億年前に誕生したとされます。その30万年後に電子と陽子が集まり、最初の元素である水素が生まれました。そこから次々と融合が進み、炭素、窒素、鉄などが誕生していったのです。

現在も、宇宙を構成する元素の約90パーセントを水素が占めています。地球が誕生したのが約46億年前ごろ、そして地球に最初の生命が発生したのが36億年前ごろとされています。つまり、地球も私たち生物も、水素をもとに築かれた環境のなか、この宇宙に誕生してきたことになります。

そうした成り立ちは、私たち生物の体の大部分が、水素（H）と酸素（O）、炭素（C）、窒素（N）の4種類の元素からできていることにも表れているのでしょう。

国際原子力機関（IAEA）によれば水素は、体内において酸素（61パーセント）、炭素（23パーセント）についで3番目（10パーセント）に多い元素ということです。

水素は、たんぱく質や核酸、糖質、脂質などを構成する元素として体内に存在しています。これらは私たちが日々活動し、健康な心身をつくるために、欠かせない物質です。

その水素をがん治療に生かしているのが、「水素ガス免疫療法」なのです。

ただ、水素ガスを使うと聞き、「危険はないのですか」と心配される方もいます。

水素分子は、水素原子が2つ結合したもので、常温では無味無臭の気体です。非常に軽く、拡散スピードがとても速い性質を持ちます。その性質が「水素爆弾」に活用されているこどもあり、「扱いが難しく、危険」というイメージがあります。

たしかに水素分子は可燃性のガスで、大気存在下で4~75・6パーセント（体積比）になると、静電気でも発火することがあります。ただし、水素そのものは拡散するスピードが速く、飛び回っている分子ですので、開放された空間で水素濃度が4パーセントを超えることはありません。つまり、自然の状態で水素が集まって爆発することは起こり得ないので、危険性はゼロといえます。

また、水素原子は、水や有機物のなかに多く含まれますが、水素分子として大気中に存在するのはごくわずかです。

その水素分子が、人体に対して免疫向上作用をもたらし、がん治療において非常に優れた効果を示すことがわかってきているのです。

吸入2週間で、首のリンパ節の腫れが引いた

私が治療に使っている水素吸入機は、1分間に約1200ミリリットルもの大量かつ

高濃度の水素を発生する機械です。

これを最初のうちは1日に3時間以上吸ってもらいます。そう聞くと大変そうに思うかもしれませんが、鼻に管をつけてスイッチを押せば、機械から自動的に水素が出てきますし、吸入中はリラックスしてとても眠くなります。私の患者さんのほとんどは、睡眠中や休憩時に吸うなどして、1日に3時間以上水素を吸っています。

私が初めてこの水素吸入機を患者さんに使ったのは、２０１６年のことでした。最初の患者さんは、乳がんの68歳の女性K・Hさんです。

この方を初めて診たとき、「もう退院できないかもしれない」と、正直なところ感じました。乳がんの手術後に再発し、私の病院に来たときには、肝臓にも脊髄にも転移がたくさんある状態だったのです。しかも、首のリンパ節にも転移していて、右あごの下が大きく腫れあがっていました。それが、74ページの左の写真です。

抗がん剤はガイドラインに沿ってすべて使い切った状態で、「もうできる治療は何もない」と前の担当医に告げられたうえでの来院でした。具体的には、「アバスチン＋パクリタキセル」「アバスチン＋アブラキサン」「ハラヴェン」などの抗がん剤による治療を２０１５年１月から続けていました。しかし、腫瘍マーカーは上がり続けました。

腫瘍マーカーとは、体のどこかに腫瘍ができたときに、血液中などに現れるたんぱく質や酵素、ホルモンなどの物質のこと。血液検査で簡単に調べられ、その結果から腫瘍の発生や種類、進行度などをある程度知ることができます。なお、がんの種類で検出される腫瘍マーカーは異なり、現在、数多くの腫瘍マーカーが検査に使われています。

Ｋ・Ｈさんは、乳がんで特異的に上がる「ＣＡ15－３」という腫瘍マーカーが、２０１６年７月に１６３０にもなっていました（73ページ）。正常値は31・３以下で、１６３０という数値は異常な状態であることを示しています。

さてどうしたものか。患者さんの苦痛をまずはとり除いてあげたい。そう考えたとき、思い出したのが水素ガス吸入機でした。この機械のメーカーであるヘリックスジャパンの現社長が、数日前に「これはがん治療に役立ちますから」と機械を置いていってくれたのを思い出したのです。

当初は、私自身、水素が治療に役立つとは考えてもいませんでした。ただ、爆発の危険もなく、人体にもきわめて安全で、水素が人体にどのようによい影響をもたらすか、

「水素ガス吸入で腫瘍マーカーがストンと下がった」

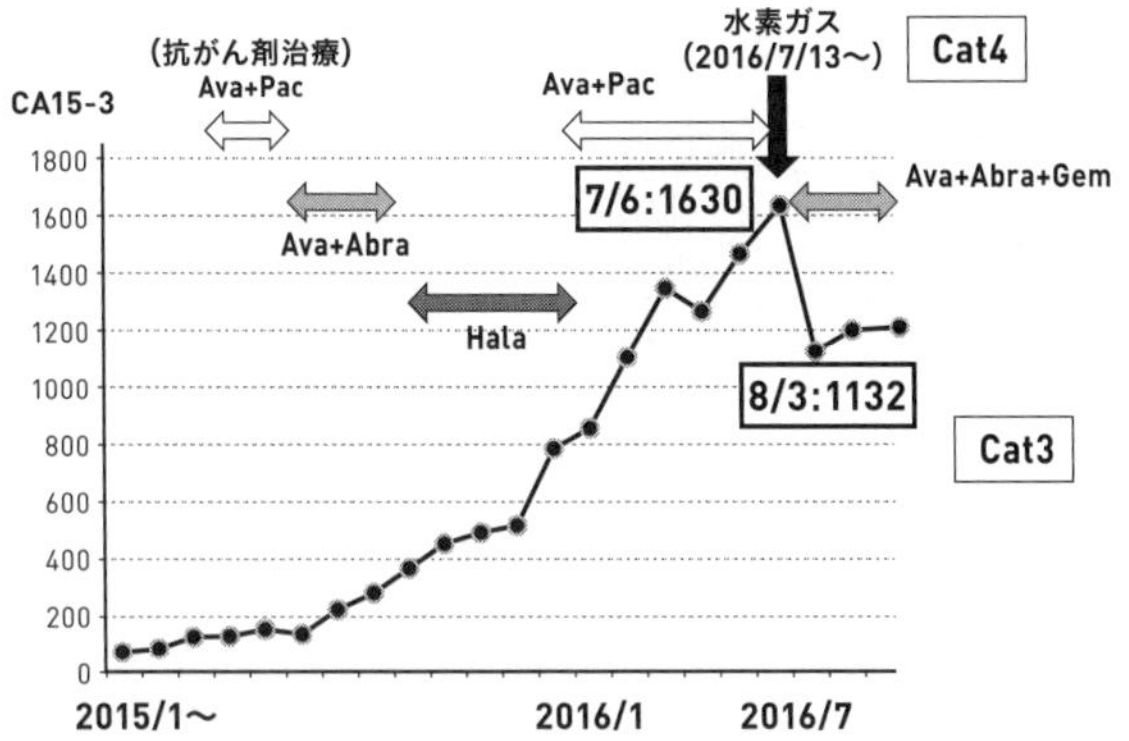

抗がん剤治療中には上がり続け、1630までになった腫瘍マーカーが、水素ガス吸入を初めて約1カ月で500ほどいっきに下がりました。

ということを、会長が１つ１つ説明してくれていました。

それを思い出し、「何もしないよりいい。ちょっと使ってみようか」と思ったのです。そこで一縷《いちる》の望みをかけ、K・Hさんに使うことにしました。

結果は、驚くべきものでした。「すごいことが起こりました！」と思わず社長に電話をしてしまったほどです。

それは、74ページの右の写真を見ていただくと一目瞭然です。水素を吸いはじめてわずか２週間で、あごの腫れが消えたのです。これは、首のリンパ節にできたがんが極めて小さくなったことを表し

水素ガス免疫療法の第1号の患者さんのケース

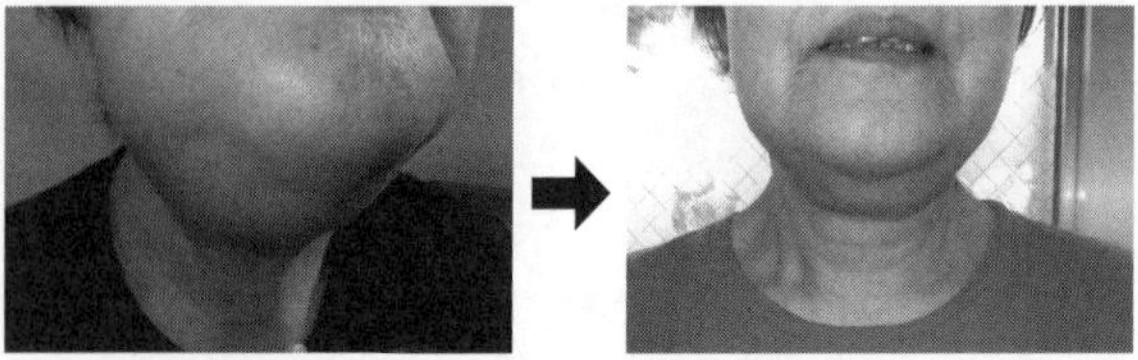

右顎下腺腫大（リンパ節転移）　　２週間後に退院

Ｋ・Ｈさん（女性）、68歳
乳がん手術後、多発骨転移、多発肝転移し、右顎下腺も腫大。水素ガス免疫療法を始めて２週間であごの腫れが消えました。

ています。

しかも、腫瘍マーカーの値もストンと下がりました。これまでどのような治療をしても下がらなかった値が、１カ月で５００くらい一気に下がったのです。

腫瘍が小さくなり、がんが成長を止めれば、痛みも軽減されます。Ｋ・Ｈさんは、その後も治療が必要な状態ではありましたが、元気をとり戻されて退院しました。

ただ、残念なことに1年後に亡くなられました。仕事が大好きな方で、体調がよくなったからと復帰され、その多忙さから治療に来られなくなってしまったのです。治療を続けていたら、もっとよい結果になっていたのではないか、と今も思っています。

水素がエネルギー産生力を高める

Ｋ・Ｈさんの治療以降、水素ガス吸入をがん治療に活用する研究を行うとともに、患者さんにも積極的に使ってきました。

現在、水素ガス免疫療法の実施は４００例を超え、末期がんや再発がんの患者さんの生存期間を2年、3年と延ばしています。治療の成功率は7割強です。

なぜ、水素はがん治療によい効果をもたらすのでしょうか。

理由は、大きく3つあると考えています。

1つは前述したように、体中を自在にかけめぐり、悪玉活性酸素を選択的に消す作用を持つことです。それによって、がん細胞の増殖を防ぎ、がん腫瘍が成長していくのを抑える可能性が高いと考えられます。

2つめは、ミトコンドリアを活性化することにあります。ここも重要な点であり、その理由は2つあると考えられます。

1つには、悪玉活性酸素の害を消すことで、ミトコンドリアＤＮＡが障害されるのを防ぎ、機能不全に陥ったミトコンドリアの働きを活性化するためです。

2つには、ミトコンドリアの働きを助け、エネルギー産生量を増やすためです。

ミトコンドリアは、私たちが生きていくうえで必要なエネルギーを産生する、いわばエネルギー工場です。

エネルギー工場には、ミトコンドリア系のほかに解糖系があります。

解糖系は、細胞のなかの細胞質にあり、ここでは糖質を使ってATP（アデノシン3リン酸）と呼ばれるエネルギーを2つつくります。

一方、ミトコンドリアには、「TCA（トリカルボン酸）サイクル」と「電子伝達系」というシステムがあります。

TCAサイクルと電子伝達系が生み出すエネルギーは、38ATPにもなります。しかも、1つの細胞のなかにはミトコンドリアが、数百から数千も存在します。人体は約37兆個の細胞からできていると考えられていますから、ミトコンドリアが生み出すエネルギーは、単純に計算して、「約37兆（人体の細胞数）×数百～数千（1個の細胞内のミトコンドリア数）×38ATP」となるのです。

これに対して、解糖系が産生するエネルギーは、「約37兆×１（１個の細胞にある細胞質の数）×２ＡＴＰ」。ミトコンドリアがいかに膨大なエネルギーを産生しているかが、おわかりになるでしょう。実際、体に必要なエネルギーの約95パーセントは、ミトコンドリアがつくり出しています。

そのエネルギー産生に必要なのが、水素です。ミトコンドリア内のＴＣＡサイクルと電子伝達系では、水素と酸素が反応することで、ＡＴＰが生み出されるのです。

酸素は、呼吸から供給されます。一方の水素は、食事から得られます。その水素量は、どんなものを食べたかによって大きく違ってくることもわかってきています。そう考えると、私たち生物は、水素を得るために食事をする、ともいえるのかもしれません。

以上のように、ミトコンドリアの働きを活性化するには、水素が欠かせないのです。

疲れたキラーＴ細胞には水素が効く

水素ガスががん治療に優れた効果をもたらす３つめの理由は、キラーＴ細胞を活性化することです。

がん治療において、免疫細胞のキラーT細胞がとくに重要であることはすでに述べました。

キラーT細胞にも、ミトコンドリアは数多く存在し、キラーT細胞が働くために必要なエネルギーのほとんどを産生しています。ミトコンドリアが健康な状態であることが、キラーT細胞が元気に働き、がん細胞を退治するうえで不可欠な条件となるのです。

キラーT細胞は、免疫抑制に働くPD－1という特殊なたんぱく質を発現させたり引っ込めたりすることは第1章にてお話ししました。がんを防ぐには、PD－1が引っ込んでいる状態でなければいけません。ところが、がんの人の体内では、PD－1が発現したまま、引っ込まなくなっているキラーT細胞が増えているのです。

なぜ、こんな矛盾が起こってしまうのでしょうか。

原因は、キラーT細胞が疲れて、機能不全に陥っているからです。

がん細胞との絶え間ない闘いや、抗がん剤や放射線の害は、キラーT細胞を疲弊させます。その細胞では、ミトコンドリアがダメージを負い、機能不全を起こしています。

　こうなると、ＰＤ－１が出たままとなり、引っ込まなくなります。すると、キラーＴ細胞は本来の攻撃力を失い、がん細胞をまともに攻撃できなくなるのです。そんなＰＤ－１が発現したままのキラーＴ細胞は、「疲弊キラーＴ細胞」と呼ばれます。

　しかし、水素ガスを吸入すると、疲弊キラーＴ細胞のミトコンドリアの働きが再び活性化するとともに、悪玉活性酸素の害も消去されます。これによって、キラーＴ細胞は正常の働きをとり戻せるのです。

　このようにＰＤ－１が引っ込み、活動的に働けるキラーＴ細胞は「活性化キラーＴ細胞」と呼ばれます。がん細胞を叩き殺していくには、活性化キラーＴ細胞を増やすことが重要です。

　そのために、水素ガス吸入が有効です。私たちの研究によって、水素を吸入すると、疲弊キラーＴ細胞が減り、活性化キラーＴ細胞が増えるとわかりました。これはすなわち、疲弊キラーＴ細胞が活性化キラーＴ細胞へよみがえった現れと考えられるのです。

水素でオプジーボの効果は3倍に

ＰＤ－１が発現したキラーＴ細胞すべてが、疲弊しているのではありません。もう１種類「サプレッサーキラーＴ細胞」がいます。

サプレッサーとは「抑制するもの」という意味です。

サプレッサーキラーＴ細胞は、もともとは活性化キラーＴ細胞で、がん細胞と対峙して攻撃を行っていました。そのなかで、免疫が過度に働くのを防ぐためにＰＤ－１を発現させ、免疫機能を抑制しようとしているのです。

ですから、サプレッサーキラーＴ細胞のミトコンドリア機能は正常です。自ら調整してＰＤ－１を引っ込めることもできます。

そのため、オプジーボの作用でＰＤ－１とがん細胞のＰＤ－Ｌ１の結合を外すことができれば、サプレッサーキラーＴ細胞はがん細胞を攻撃するために、活性化キラーＴ細胞へと転じることもできます。

反対に、疲弊キラーＴ細胞はこうはいきません。ミトコンドリアがエネルギー不足で機能不全に陥っているため、オプジーボで両者の結合を外したところで、疲弊キラーT細胞は疲弊キラーT細胞のままです。がん細胞を殺傷する能力が弱まっているのです。

現在、オプジーボはがん患者の20〜30パーセントにしか効かないといわれます。それは、がん患者の体内には疲弊キラーT細胞が多いためです。

ところが、水素ガス吸入とオプジーボを併用した場合、ステージ4すなわち末期がんと診断された患者さんが、約70パーセントも生存率を延ばしています。オプジーボ単独の効果と比べて、約3倍も高くなるのです。

オプジーボが登場したとき、世界は「夢の薬」とたたえました。ところが実際には、期待したほどの効果を得られず、「オプジーボはあまり効かない」というイメージを持った医師が多くいます。

しかし、水素ガス吸入を併用すれば、オプジーボはやっぱり「夢の薬」としての作用を十分に発揮してくれるのです。

高脂血症薬でもミトコンドリアは活性化する

水素ガス免疫療法については、まだまだ知られていません。しかし、高脂血症薬「ベザフィブラート」を併用すると、オプジーボの治療効果が高まることは知られています。このことをマウス実験で明らかにされたのは本庶佑先生です。２０１７年1月16日付の米科学アカデミー紀要電子版に発表されました。

ベザフィブラートには「ＰＧＣ－１α」を活性化する作用があります。これは、ミトコンドリアの機能調整の中心となる因子です。たとえば、寒くて体温を上げるエネルギーが必要になったときや、運動や断食でエネルギーが足りなくなったときなどに「ミトコンドリアを増やせ」と指令を出すのもＰＧＣ－１αの働きです。

ＰＧＣ－１αの働きを高められれば、ミトコンドリアの働きがよくなるうえ、その数も増やせます。これによってキラーＴ細胞の働きも活性化できます。その状態でオプジーボを使うと、治療の効果を上げることができます。

実際、オプジーボ治療にベザフィブラートを併用した本庶先生のマウス実験で、腫瘍の増大を抑える作用が有意に強くなった、と報告されています。

この研究結果は、「オプジーボの効果を上げるには、ミトコンドリアを活性化する必要がある」ことを示しています。

医師たちの間でもここまでのコンセンサスはあります。実際にオプジーボにベザフィブラートを併用している医師もいます。その生存率については、動物実験でのデータしかまだなく、人間での検証はこれからですが、オプジーボ単独で使用するよりはよい成果を得られていると思います。

一方、水素にも、ＰＧＣ－１αの働きを高めて、ミトコンドリアを活性化する作用があることが、いくつかの研究によって証明されています。

臨床の現場で私が両方を使ったなかでお話しするならば、水素ガス吸入のほうがベザフィブラートより、ミトコンドリアを活性化させる効果は格段に高いと感じています。

疲弊キラーT細胞の成れの果て

疲弊キラーT細胞がさらに疲弊化すると、PD-1だけでなく、Tim-3（ティムスリー）という分子まで発現したままになります。

Tim-3もPD-1と同じく免疫チェックポイント分子で、いわゆる免疫のブレーキになる物質です。ただ、両者は結合するものが異なり、Tim-3はガレクチン-9という分子とくっつくことで免疫にブレーキをかけていきます。

Tim-3も発現したままになってしまうのは、キラーT細胞がくたくたに疲れきって、もとに戻らないほどの状態に陥っているため、と考えられます。ミトコンドリアも著しい機能不全を起こしている状態です。問題はそれだけではありません。疲弊キラーT細胞がくたくたに疲れきってしまうと、体に悪さをするようにもなるのです。

たとえば人も、つらいことがたくさん起こってくたくたに疲れきってしまうと、悪い方向に思考を巡らせてしまうことがあります。なかには心を病んで、社会を恨み、他人を傷つけてしまう人も現れます。わかりやすくいえば、私たちの体内に、そんなキラー

T細胞が出てきてしまうのです。

その悪さとは、がんが成長しやすい環境をつくることです。キラーT細胞とは本来、がんなどの敵を倒す細胞であるはずなのに、まるで裏切者のように働くのです。こうなってしまったキラーT細胞を、私は「悪玉キラーT細胞」と呼んでいます。悪玉キラーT細胞になってしまうと、本来の働きをまるで失います。がん細胞を攻撃することもなく、免疫を抑制することもしなくなります。

一方、がんとは、非常にたくましく賢い細胞の集まりです。自分を倒しに来るキラーT細胞を、自分のいいように働かせるのです。

しかも、がんはさまざまな分泌物を出し、体のなかをがん免疫サイクルが働きにくい環境にどんどん変え、自分が成長しやすい状態をつくり出していきます。このように、がんにとって成長しやすく都合のよい環境を「がん微小環境」といいます。

進行がんや再発がん、末期がんになるということは、がん微小環境ができていることを表します。それこそが、がんを治すのが難しい最大の原因です。

ですから、がんを治していくには、がん微小環境を打ち崩せるよう、一つ一つできることを行っていく必要があります。それが非常に困難で厳しい道のりとなり、ほとんどの人は道半ばで倒れてしまうのです。

水素が悪玉を善玉に変える！

現在の医療では、ＰＤ－１だけでなくＴｉｍ－３まで発現してしまうと、キラーＴ細胞はもうもとの状態に戻らない、と考えられています。

ところが、水素ガス吸入を行うと、悪玉キラーＴ細胞が、本来の働きを元気よく行える活性化キラーＴ細胞に戻ることが、私たちの研究と臨床の結果でわかってきました。

疲弊して悪玉化したキラーＴ細胞を、もとの元気な状態に戻すには、ミトコンドリアの機能不全を改善させる必要があります。ミトコンドリアが元気になれば、エネルギーの産生量が増え、キラーＴ細胞も元気に働けるようになるのです。

そのために、なぜ水素ガス吸入が功を奏するのでしょうか。

ミトコンドリアを活性化するには、「コエンザイムＱ10」という酵素が必要です。コエンザイムＱ10は、ミトコンドリアのなかの呼吸鎖（細胞内での呼吸にかかわる酵素が鎖状になったもの）の酵素の１つで、ミトコンドリアにおけるエネルギー産生に不可欠な役割を果たしています。

水素には、コエンザイムＱ10を活性化する働きがあるのではないか、と私は見ています。というのも、水素吸入を行うと、コエンザイムＱ10の血中濃度が上がるのです。コエンザイムＱ10が増えれば、そのぶんミトコンドリアも活性化し、エネルギー産生量も増えます。こうなると、キラーＴ細胞はエネルギーをたくさん得られ、元気をとり戻し、活性化キラーＴ細胞に戻っていきます。それによって悪玉キラーＴ細胞が減っていくと考えられます。

元気に正常な働きができる活性化キラーＴ細胞を、私は「善玉キラーＴ細胞」とも呼びます。善玉キラーＴ細胞と悪玉キラーＴ細胞は、天秤の関係にあります。善玉が増えれば悪玉は減り、悪玉が増えれば善玉が減るのです。

がん腫瘍を小さくするには、悪玉キラーＴ細胞を減らし、善玉キラーＴ細胞を増やしておおいに働いてもらう必要があります。

善玉キラーＴ細胞と悪玉キラーＴ細胞

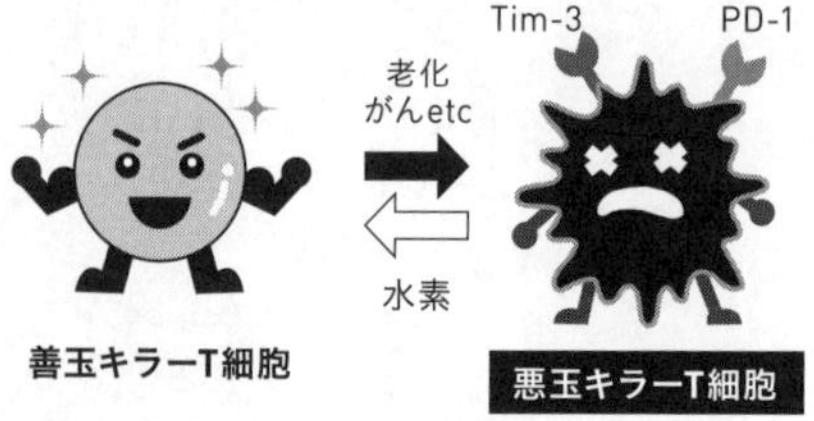

がんや老化などの要因でキラーＴ細胞のミトコンドリアが機能不全に陥ると悪玉キラーＴ細胞に変わり、水素ガス吸入によってミトコンドリア機能が活性化すると、善玉キラーＴ細胞に復活します。

善玉キラーＴ細胞と悪玉キラーＴ細胞は逆相関関係

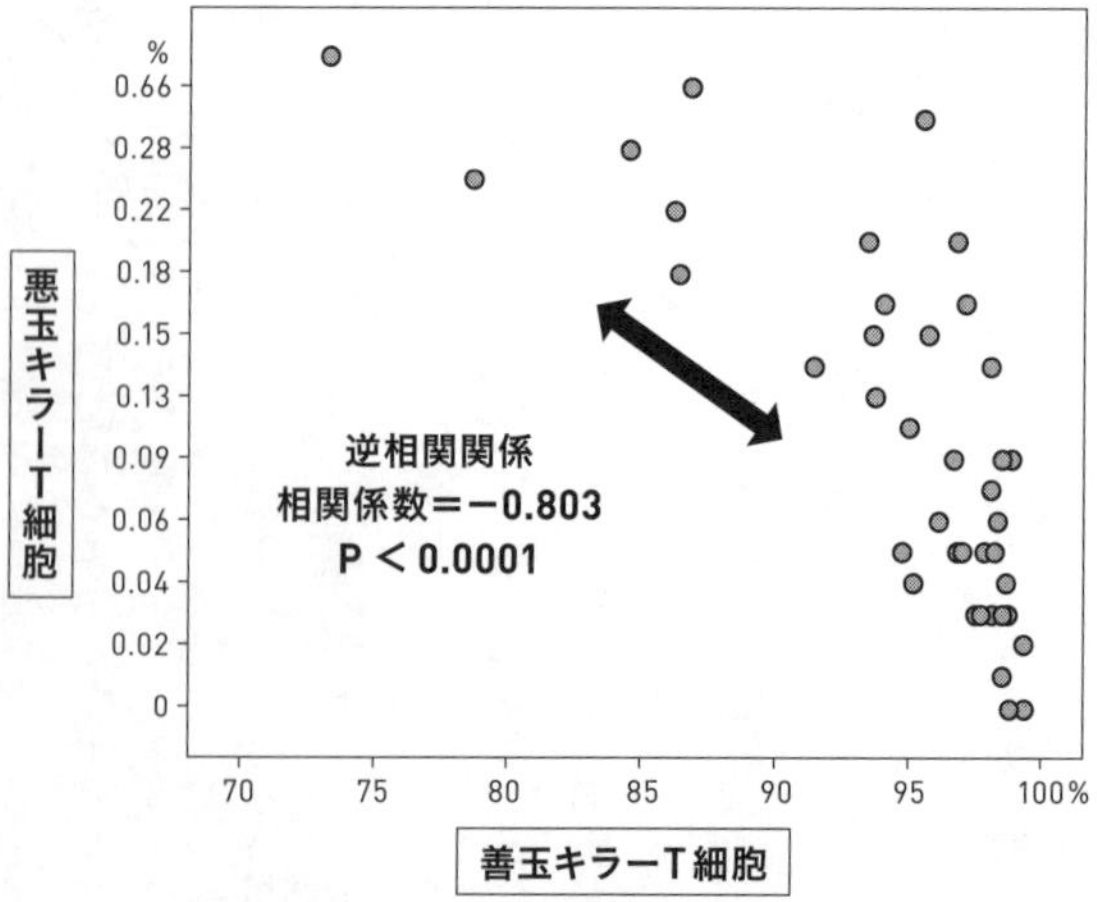

善玉キラーT細胞と悪玉キラーT細胞は見事な逆相関を示します。すなわち、善玉が増えれば悪玉が減り、悪玉が増えれば善玉が減ることを表しています。血液中のそれぞれのキラーＴ細胞の割合は、血液検査で測定できます。

なお、これまで、ミトコンドリアの機能を臨床的に測定する方法はない、といわれてきました。ですが、コエンザイムＱ10の血中濃度とミトコンドリア機能は、相関しています。同時に、ミトコンドリア機能と悪玉キラーＴ細胞の数は逆相関します。

ミトコンドリア機能は測定できなくても、コエンザイムＱ10と悪玉キラーＴ細胞の量は、血液検査によって調べられます。この両者の血中濃度を調べることで、ミトコンドリア機能も知ることができる、と私は考えています。

末期のすい臓がん、４カ月で腫瘍は縮小し肝転移が消えた

私の患者さんの約９割は、ステージ４のがんの方々です。標準治療で「もう、あなたにできることはない」と医師に告げられながらも、自分の命をあきらめず、熊本にある私のクリニックまで来られています。

末期がんで２０２０年10月に来院されたＫ・Ｒさん（64歳、女性）もその一人です。

Ｋ・Ｒさんは、背中の痛みや食欲不振を訴えて医療機関を受診し、ステージ４のすい

臓がんが見つかりました。肝臓にたくさんの転移もあり、余命は数カ月と医師に告げられました。

すい臓がんは、とくに悪性度の高いがんです。ステージ1でも5年生存率は40パーセントほど。早期発見できても、治すのが難しいがんです。ステージ4になれば、5年生存率は1パーセントにまで下がってしまいます。抗がん剤を使って延命治療を行っても、短ければ3カ月ほど、長くても7、8カ月でほとんどの方が亡くなられていきます。1年以上延命できれば、非常に珍しいケースといえるでしょう。

それでも諦めることなく、知り合いの方からの紹介で当クリニックを受診されました。

K・Rさんには、水素ガス免疫療法と低用量化学療法、そして「ハイパーサーミア」という温熱療法を組みあわせて治療を行いました。ハイパーサーミアについては、第3章にてお話しします。

結果、受診からわずか4カ月ですい臓がんの腫瘍は小さくなり、肝臓の転移もほぼ消失したのです。いままでは、悩まされていた背中の痛みもなくなり、食欲も出てふつうに食事がとれるようになりました。最初に受診されたときの落ち込んだ様子は消え、明るい表情で治療と今後の人生への前向きな言葉を聞かせてくれるようになりました。画像結果は、口絵の２ページに掲載してありますので、ぜひご覧ください。

水素ガス免疫療法の最大の利点の１つは、「元気に日常を送れるようになる」ことです。抗がん剤を主体とした治療では、精神的にも肉体的にもボロボロになります。それによってがんを抑え込めればまだよいのですが、すい臓がんなど悪性度の高いがんや末期がん、再発がんになると、ほとんどの人がボロボロになった末に亡くなられます。

一方、水素ガス免疫療法を実施し、ミトコンドリアと免疫の働きを活性化できると、精神的にも肉体的にも元気をとり戻します。ここがとくに強調したいところの１つです。

標準治療の場合、抗がん剤治療などをがんばり、７、８カ月ほど寿命が延びても、それは苦しい時間が延びることを意味します。私もかつて、ガイドラインにしたがってがん治療を行っていたとき、「これが本当に正しいことなのか」と非常に悩み、迷いました。

しかし、免疫を主体とする治療を行うと、心も元気になり、体も元気になります。ＱＯＬ（生活の質）が真逆の状態になるのです。自分らしい日常を送りながら生きられることほど尊いことはありません。水素ガス免疫療法を行うと、そうした時間を再び取り戻せる人が多くなります。

ミトコンドリアのダメージを防ぐ

水素ガス免疫療法とは、くり返しになりますが、水素ガス吸入とオプジーボを併用し、免疫の強化を主体としたがんの治療法です。これを実践するようになって、末期がんの患者さんが、QOLを保ちながら1年2年と生存期間を延ばしていっています。

それでも、2～3割の患者さんには改善が見られません。ここが私の今の大きな課題です。なぜなのか。その理由は2つ考えられます。

1つは、大量の抗がん剤をくり返し使ったことで、キラーT細胞のミトコンドリアが著しくダメージを受け障害され、水素ガス吸入だけでは復活できない状態にまで陥っていることです。

多くの人は、末期がんであっても、水素を吸うことでミトコンドリアが回復していきます。それによって、キラーT細胞の状態もよくなっていきます。

しかし、抗がん剤治療を長い間くり返し続け、ミトコンドリアDNAを傷つけ過ぎてしまうと、水素を吸入してもリカバリーが困難になってくるのです。

こうした姿を見ていると、ステージ3、ステージ4と診断された場合には、なるべく早く水素ガス免疫療法を開始したほうがよいと感じます。

もう1つは、がんになる以前から機能不全に陥っているミトコンドリアが増えてしまっている人がいる、ということです。

ミトコンドリアDNAは、日常生活のなかでも障害されていきます。悪玉活性酸素のヒドロキシラジカルによって、ミトコンドリアの機能が落ちてしまうのです。

さらに、ストレスも大きな問題になります。ストレスを感じると、疲弊キラーT細胞が多くなります。ストレスによって、なぜPD－1が発現したままになるのか、そのメカニズムはわかっていないのですが、長期にわたって過度のストレスをくり返し感じていると、疲弊キラーT細胞がさらに悪玉化してしまうのは明らかです。

実際、がんを発症する人は、4～5年前に大きなストレスがかかるような経験をしているケースが多く見られます。

こうした人は、日頃から強い疲れを感じています。キラーT細胞が疲弊化している、ということは、ミトコンドリアが機能不全を起こしていることを示します。ミトコンドリアが機能不全を起こせば、産生できるエネルギー量が減り、人は活力を失います。心も体も疲れやすくなるのです。

水素ガス免疫療法によって改善がなかなか見られない患者さんのなかには、病気になる前、非常に疲れやすかった人が多いのも事実です。

水素ガスで免疫が上がれば、心も元気に

過度のストレスがいかに危険かを示す症例があります。

この女性は末期の子宮がんで、２０２０年3月10日から水素ガス免疫療法を始めました。ところが、悪玉キラーT細胞の数が減るどころか、どんどん増えていきました。

何かよくない事情を抱えているのではないか、と感じられました。そこでお話しを聞くと、ご主人も病気になって入退院をくり返し、介護が非常に大変とのことでした。

増加し続ける悪玉キラーＴ細胞が水素ガス吸入で低下！

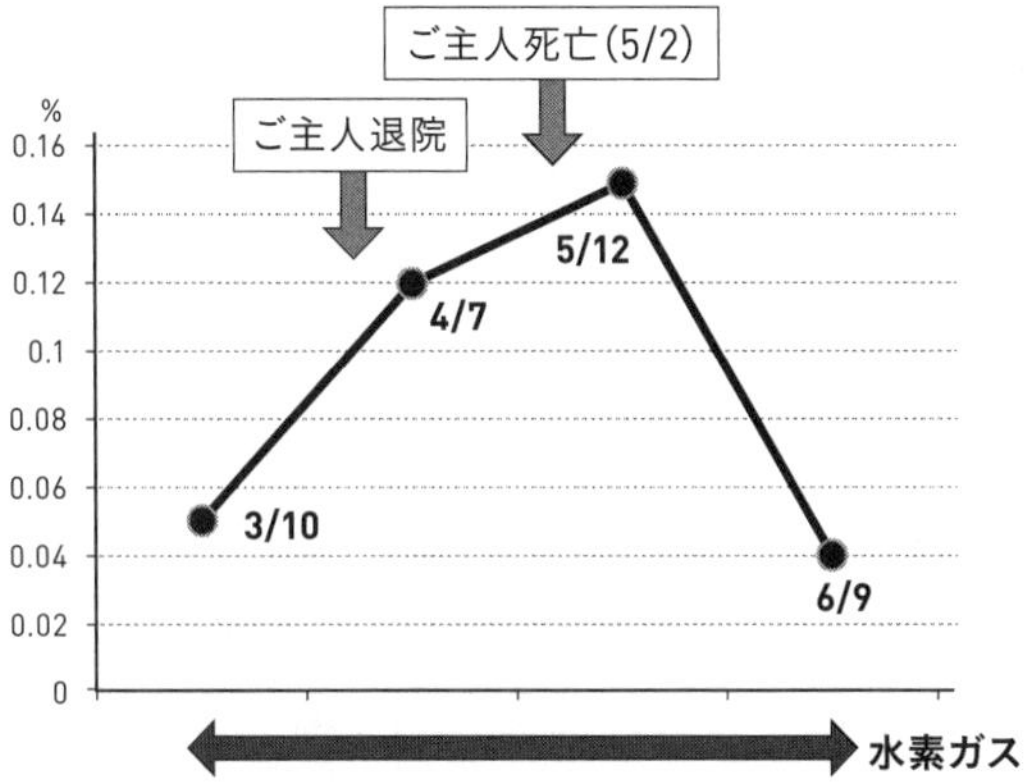

精神的ストレスで増加した悪玉キラーT細胞が
水素ガスで低下!!

約２カ月後、ご主人が亡くなられます。このときの精神的なショックは相当に大きかったようです。それとともに、悪玉キラーＴ細胞の値がさらに上がり続けました。

ところが、およそ１カ月後、悪玉キラーＴ細胞の数値が正常の範囲までストンと下がりました。０・０５が正常値ですが、それよりも下がったのです。

この女性は、ご主人の介護中も亡くなられたあとも、水素ガス吸入をずっと続けていました。精神的ストレスによって悪玉キラーＴ細胞の数値は一時的に上がったものの、水素ガスを吸い続けていたことで、すみやかに正常値まで下げることができたのでしょう。最初の治療からおよそ1年が過ぎましたが、彼女は今も元気に延命されています。

もしも水素を吸っていなかったら、悪玉キラーT細胞の数値は上がり続け、さらにがんを悪化させていた可能性も高かったと考えます。

精神的ストレスは、悪玉キラーT細胞を増加させます。これによって免疫力も低下します。反対に、水素ガスは悪玉キラーT細胞を減少させ、免疫を活性化します。免疫が上がれば、心も元気になります。

免疫と心は、常に相関関係にあります。心が元気ならば免疫も上がりますし、心が元気を失うと免疫も下がります。しかし、水素ガスを吸って免疫力を高められれば、自然と心も元気になっていく、と考えられるのです。

水素ガス吸入には副作用がない

水素の何よりよい点は、副作用がないことです。薬にはどんなものでも副作用がありますが、水素はいくら吸っても過剰摂取による悪影響がありません。

水素は、地球上に存在する物質のなかでもっとも小さな分子で、不要な分は体から自然と抜けていきます。実際に、私は毎晩眠っている間に吸入し続けていますし、１日に10時間吸っている患者さんも大勢いますが、副作用はまったく出ていません。１日に10時間と聞くと大変そうに感じるかもしれませんが、睡眠中に７時間吸い、日中にテレビを見たり読書をしたりデスクワークをしたりしながら３時間吸っているという人も多くいます。こうした方法ならば、まったく苦もなく続けられます。

水素ガス吸入には、私たちのクリニックでは１分間に１２００㎖もの水素ガスが高濃度に発生する機械を使っています。クリニックで吸入する場合は１回に１時間吸います。必要な患者さんには、貸し出しも行っています。自宅で吸えるようになると、睡眠中にも吸入を行え、効果も表れやすくなります。

では、水素吸入によって、体内にどのくらいの水素が蓄積するでしょうか。

夜間に１時間だけ水素ガスを吸っている方に、翌朝８時に呼気の水素ガス量を計ってもらいました。結果は69ｐｐｍ。水素ガスを吸っていない通常の状態では、呼気に含まれる水素量は7～8ppmです。わずか1時間の吸入でも、非常に多くの水素が体内に蓄積されたことがわかります。

常時、これだけの水素が体内にあれば、悪玉活性酸素の除去が進むと期待できます。結果、ミトコンドリアも元気になり、免疫が高い状態を維持できると考えられるのです。

水素ガスを使えば、手術も簡単になる

一般に、がん腫瘍はできる限り手術でとり除いたほうがよいと考えられています。がん周辺のリンパ節なども残してはいけないと、ていねいに除かれます。反対に除けなかったがんは、抗がん剤で叩いていきます。これは、今も行われている治療法です。

昔はさらに広範囲にわたって腫瘍を切りとるという拡大手術が行われていました。ところが、拡大手術をしたケースとしなかったケースを比較すると、結果は同じだった、と報告されています。これをきっかけとして、最近では拡大手術をするより、可能な限り縮小手術をしようという流れも起こってきています。

がん手術の大変さは、リンパ節の切除にあります。

私たちの全身には、血管に沿ってリンパ管が張り巡らされています。リンパ管は「体の下水道」とも呼ばれます。異物や不要物をリンパ液に流し、排泄する役割があります。そのリンパ管にリンパ節は数多く存在しています。リンパ節には、リンパ液にがん細胞や細菌などの異物が入り込んでいないかを監視して排除する働きがあります。

がん腫瘍が成長すると、がん細胞はリンパ管や血管に侵入して、他の場所に移動して新たな腫瘍をつくっていきます。これを転移と呼びます。転移をくい止めるべく働くのが、リンパ節です。リンパ節ががん細胞をとどめ、リンパ節に大量に集まってきたキラーT細胞ががん細胞を殺していくのです。

よって、がんの人ほどたくさんのキラーT細胞がリンパ節に集まっています。がんでリンパ節が腫れてしまうことがよくありますが、それはキラーT細胞が排除できなかったがん細胞が、そこでさかんに増殖を始めるためです。

このため、現在の医療では、がん細胞を体内にできる限り残さないよう、再発予防の目的もあって、腫瘍周辺のリンパ節を手術でとり除くことにしているのです。

しかし、リンパ節は血管に沿ってたくさん存在しています。それをていねいに切りとっていくのが非常に煩雑な作業になるのです。手術が長時間に及び、切りとる部分が多くなれば、そのぶん患者さんの身体的負担も大きくなります。

けれども、その大変さも、水素ガス吸入でなくせる、と私は考えています。

前述したように、がん患者さんのリンパ節のなかには、がん細胞だけでなくキラーT細胞もたくさん集まってきています。

そのキラーT細胞は、疲弊しているうえ、がん細胞のPD-L1に抑制されている状態のものが多くなっています。ただ、がん細胞を認識する働きは残っています。

そんなキラーT細胞が集まっているリンパ節を切りとってしまうのは、もったいないのです。敵と闘うための磨けば光る武器を失うに等しい、ともいえるでしょう。活性化さえできれば、再びがん細胞を殺傷する能力をよみがえらせることができる。そんなキラーT細胞がリンパ節にはたくさん集まっているのです。

そのためにこそ、水素ガスが役立ちます。オプジーボも必要です。オプジーボを投与することで、キラーT細胞のPD-1とがん細胞のPD-L1の結合を外します。また、手術の前後に水素ガスを吸入して、悪玉化したキラーT細胞を活性化キラーT細胞に戻します。これができれば、戦闘能力を高めたたくさんのキラーT細胞に、リンパ節にいるがん細胞を叩き殺してもらえるのです。

今の医学では、リンパ節をとることが治癒につながる、という考え方が根強くあります。がん細胞の巣窟になっている、と考えられているからです。しかし、そこには悪玉化しているとはいえ、キラーT細胞もたくさん集まっています。水素ガス免疫療法でそれらのキラーT細胞を活性化できれば、リンパ節を残すことが、がん腫瘍の縮小のために、よい働きをするようになると期待できるのです。

フラフラだった患者さんが翌日、鼻歌を歌いながらやってきた

水素ガス免疫療法を従来の治療法に併用すると、副作用の軽減も期待できます。

抗がん剤の負担がもっとも大きいのは、細胞の増殖スピードの速い骨髄と、胃腸など消化管の粘膜です。

骨髄は、血液細胞をつくる組織です。ここの働きが抑制されると、白血球、赤血球、血小板がそれぞれ減少します。これによって免疫力が低下して風邪や肺炎を起こしやすくなったり、貧血や出血などの症状も現れます。

また、胃腸の粘膜が障害されれば、全身の倦怠感や食欲不振、強い吐き気、下痢、口内炎などが起ります。

さらに、髪の毛も増殖スピードの速い部分です。抗がん剤の副作用で髪の毛が抜けてしまうのは、ここも害を被りやすいためです。

最近では副作用を軽減するよい薬も出てきているので、吐き気や下痢などはある程度コントロールできるようになってきている、といいます。しかし、投与する薬や量、回数によっては、コントロールしきれない人もいますし、症状が強く現れる人もいます。

副作用の原因は、抗がん剤によって正常細胞も傷つけてしまうという直接的な作用があります。同時に、抗がん剤の投与で悪玉活性酸素が体内で多く発生し、それが正常細胞を傷つけるという間接的な作用も大きいといえます。その悪玉活性酸素の体内量を減らすことが副作用の軽減につながり、そのためには水素ガス吸入が役立つのです。

先日、初めて来院された女性の患者さんの話です。大きな病院で標準治療のみを行っている患者さんで、その副作用で歩くのもやっとというほどフラフラの状態で、「とにかく水素を吸わせてほしい」と私の病院にやってきました。

女性はその日、水素ガスを吸って帰られました。行った治療はそれだけです。

翌日、鼻歌を歌うようにして歩いて来られました。

誇張しているように思われるかもしれませんが、本当の話です。

私も毎晩、睡眠中に吸っていますが、健康な人より病気の人のほうが、体感が早いようです。体調悪化の原因の悪玉活性酸素が消えるので、フッと体が楽になるのでしょう。

また、口絵４ページに乳がんの患者さんの写真を掲載しました。初診時には顔色も悪く、ほおもこけた状態でした。しかし水素ガス免疫療法を始めると、顔色も肌つやもよく、ほおも少しふっくらされ、健康的な表情をとり戻されたのです。全身の倦怠感や吐き気などが消えたことで、食事ができるようになったことも大きいのだと思います。

がん腫瘍も18ミリから７・７ミリになっています。57パーセントの縮小率です。悪玉キラーＴ細胞も右肩下がりに減っています。それが上のグラフです。

水素ガス吸入で悪玉キラーT細胞が減り続けた

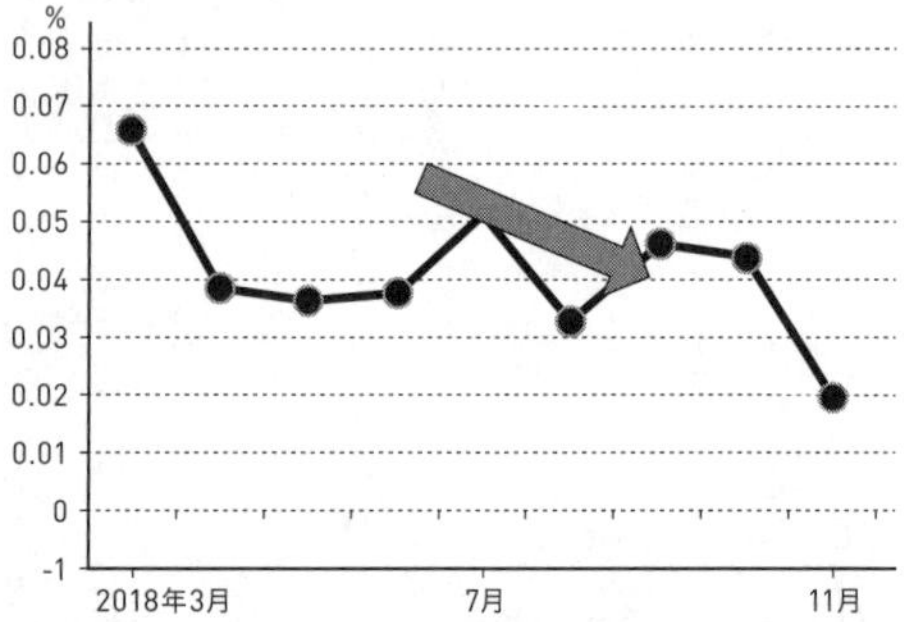

乳がんの患者さん。ホルモン治療に水素ガス免疫療法を併用し、顔色もよくなり、食欲もとり戻され、ほおもふっくらされました（口絵4ページ）。悪玉キラーT細胞も右肩下がりに減り続け、腫瘍は57パーセント縮小。

この患者さんには、ホルモン治療も行われていますが、ここまでの改善が起こったのは水素ガス免疫療法を併用してからでした。

水素ガス吸入は、放射線治療の副作用も軽減します。放射線治療では、倦怠感や食欲不振、吐き気、下痢、脱毛など、多様な副作用が出ることがあります。原因は、抗がん剤と同様に、放射線が正常細胞を傷つけるという直接的な作用と、放射線によって発生した悪玉活性酸素が細胞を傷つけるという間接的な作用があります。しかし、放射線治療の前後に水素ガスを吸入すれば、放射線照射によって発生する悪玉活性酸素を除去できます。それによって、副作用の軽減に役立っています。

第3章

末期がんのためのオーダーメイド治療「赤木メソッド」

がんの悪性度は臓器によって変わる

「がん」という病気は、たびたびひとくくりに表現されるので、「同じ病気」と思っている人も多いでしょう。

しかし、発生する部位によって悪性度や進行のしかたはまるで異なります。

それは、発生する部位のよってがん細胞の性質が異なるからです。たとえば、甲状腺がんはどんなに大きくなっても転移しないのですが、悪性度が高いといわれる膵臓がんは小さなときから転移しやすい性質を持っています。

その違いは、「免疫に認識されやすいかどうか」に関係があります。

それは「免疫原性」に関係します。そのがん細胞が、どれだけ免疫細胞に認識されやすい抗原（がんであるという目印）を持っているか、というものです。

がん細胞のなかには、免疫から見つからないようにする物質を多く持ったものがいます。この場合、免疫原性が低くなるので、悪性度は高くなります。免疫に見つからないまま、がん細胞がどんどん成長するからです。そのため、進行も速くなります。

反対に、免疫細胞に認識されやすい抗原を持ったがん細胞であれば、免疫原性は高くなります。この場合のがんは、免疫システムによって破壊されやすく、転移もしにくくなります。よって、予後もよくなります。

予後には、転移しやすいかどうかが、もっとも大きくかかわってきます。「予後がよい」というのは転移しにくいがんで、改善の可能性が高いという意味です。「予後が悪い」といえば、転移しやすく、状態が悪くなる可能性が高いことになります。

また、がんは、発生する臓器によっても悪性度が違ってきます。

では、どの臓器にできるがんが、悪性度が高くなるのでしょうか。

悪性度のとくに高いのは、すい臓がんです。すい臓がん細胞は免疫原性が低いうえに、この臓器には血流が少ないという問題もあります。血流が少なければ、そこに行き届く免疫細胞も減ります。

そのため、すい臓にがん細胞が多く発生してしまうと、免疫の監視が行き届きにくいうえ、進行も速いので、発見が遅れてしまいやすいのです。

すい臓がんは、最近、増加しているがんの１つで、死亡率も高いがんです。自覚症状が現れたときには、すでに進行しているのも特徴です。

なお、すい臓がんの自覚症状は、できた部位によって異なります。

すい臓は横に長い臓器で、胃の後ろにあります。すい臓の頭の部分であるすい頭部にがんができた場合は、まず黄疸が出ます。すい頭部は、胆汁という黄褐色の消化液を流す胆管の近くにあります。このため、すい頭部に腫瘍ができて胆管が狭くなると、なんの症状もないのに、顔などの皮膚が黄色くなるという黄疸が出やすいのです。それにともない、皮膚がかゆくなります。ですから、顔が黄色くなって皮膚にかゆみを感じたら、すい臓がんを疑う必要が出てきます。

すい臓のお尻の部分であるすい尾部にがんができた場合は、自覚症状がまるで出ず、ますます見つけにくくなります。ただ、体重の減少が大きくなります。食べても食べても体重がなぜか減っていきます。こうした症状が出たときにもすい臓がんを疑って医療機関を訪ねたほうがよいでしょう。

一方、予後がよいのは、甲状腺がん、前立腺がん、乳がんなどです。これらの臓器にできるがん細胞は、免疫原性が高いものが多く、血流も多いので、免疫細胞が働きやすくなります。早期に手術でとり除くことができれば、治る可能性が高くなります。

胃がんはできる場所によって自覚症状が違う

胃がんや大腸がんは、悪性度の高いがんと予後のよいがんの中間くらいに位置します。胃がんは早期発見できれば、90パーセント以上が治ります。大腸がんも、80～90パーセントは治ります。発生率の非常に高いがんですが、早期発見できれば、３大治療で治るようになっています。ただ、治る人がとても多い反面、死亡率も高くなっています。やはり早期発見が重要なカギになるといえるでしょう。

なお、胃がんには、腫瘍が周りに広がらない、予後のよいタイプがある一方で、スキルス性胃がんといって、がんが小さなうちからどんどん広がっていくものもあります。これらのがんの性質はまるで異なります。

はっきりとした腫瘍のできるタイプの胃がんは、胃カメラ検査で簡単に発見できます。ところが、スキルス性胃がんは胃の粘膜の下をはって広がっていくため、胃カメラでは見つけにくいのです。周りに広がりやすく、転移しやすいので、予後が悪くなります。スキルス性胃がんを見つけるには、バリウムを飲んでレントゲン写真を撮る胃バリウム検査のほうが、胃カメラより発見しやすいといえるでしょう。

どのような自覚症状が出るかを知っておくことも、がんを少しでも早く見つけるカギになります。胃がんの場合、がんのできる部位によって症状が違ってきます。

胃の出口にがん腫瘍ができた場合が、もっとも症状が出やすく、食事ができなくなります。入り口にできると、食事をした際につかえる感じが現れます。

一方、スキルス性胃がんの場合も、食事が入らなくなったり、むかむかしたり、症状が現れやすい特徴があります。

ただ、そのほかの部位にできた場合、症状が出ないことがほとんどです。

末期のすい臓がんが小さくなった

私のクリニックは熊本県にありますが、九州各県だけでなく、大阪や名古屋、東京など各地からたくさんの患者さんが訪ねてこられます。

その人たちの状態を診て、1人1人に適した治療法を選択していきます。がんは発生する部位や細胞の種類によって、まるで異なる表情を見せるからです。しかも、体質や性格によっても、免疫力は異なります。住んでいる場所によって、どの程度通院できるかも違ってきます。だからこそ、その人に適したオーダーメイドの治療法が必要です。

T・Tさん（53歳、男性）は、名古屋から通われている患者さんです。すい臓がんで肝臓に転移もあり、手術のできない末期がんの状態でした。

T・Tさんが私のクリニックで治療をスタートしたのが2020年3月です。水素ガス免疫療法を中心に治療を行いました。すると、わずか2カ月で腫瘍マーカーが見事な下がり方をしました。それを示したのが、112ページのグラフです。

これは腫瘍マーカーの「CA19-9」の値です。この腫瘍マーカーは、すい臓がんや胆管がん、または消化管のがんでも上がります。一方で、肺がんなどの場合はほとんど上がりません。つまり、その値が高いということは、すい臓か胆管、消化管にがんがある可能性を示しています。反対に、数値がゼロに近づくほど、それらの臓器にはがんが

治療を始めて2カ月後、腫瘍マーカーが見事に下がった

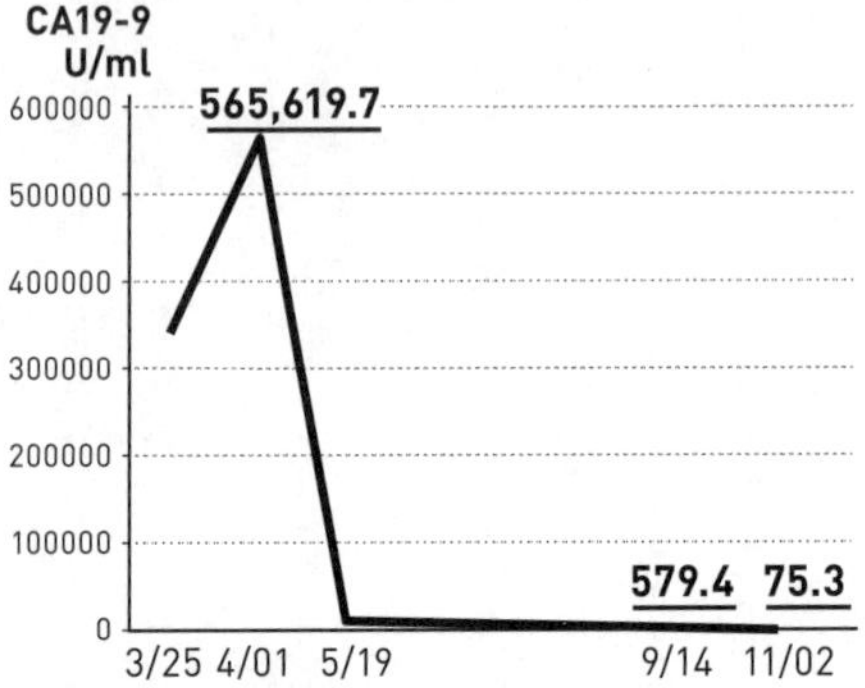

水素ガス免疫療法をはじめて1週間後、シュードプログレッション（偽の進行、138ページ）を見せたが、2カ月後、腫瘍マーカーの値が、一気に約1000分の1にまで下がりました。

ないと診断できます。

T・Tさんの場合、一時は60万近くまで高くなった数値が、2カ月後には約1000分の1まで下がるという見事な下がり方を見せました。現在も下がったままです。

画像検査（口絵3ページ）でも大きな改善が見てとれます。肝臓にたくさんあった転移がほとんど消失しました。またPET-CTでは赤い部分ががん腫瘍ですが、小さくなっていることがわかります。とはいえ、まだ赤い部分がありますから、引き続き治療が必要です。

T・Tさんは現在も、名古屋から毎週

通ってきています。腫瘍マーカーでも画像検査でもよい結果が見られるので、名古屋と熊本の往復も苦にならないと、治療に対して前向きです。たとえステージ4と診断されても、自らの命をあきらめず、できることを行うことがいかに大切かと、T・Tさんは改めて私に教えてくれました。

抗がん剤で、すべてのがん細胞を殺す必要はない

末期がんや再発がん、予後の悪いがんの場合、生存期間を延ばしていくには、免疫を活性化することがもっとも重要です。そのための治療法は、1つではありません。水素ガス免疫療法が有効ですが、患者さんにとって必要な療法を加えていくことで、さらに免疫力を高め、予後をよくしていくことができます。

なぜ、水素ガス免疫療法のみより、他の療法も組みあわせたほうがよいのでしょうか。

答えは、52ページでお話しした「がん免疫サイクル」の7つのステップのうち、どの部分が障害されても、免疫の主役であるキラーT細胞が誘導されなくなるからです。そ

のため、全体がスムーズに動くように働きかけていく必要があるのです。

このように、水素ガス免疫療法を主軸に、がん免疫サイクルがスムーズに動くよう総合的に働きかけていく、私が開発した治療法を「赤木メソッド」と呼んでいます。

では、赤木メソッドでは、どのようにがん免疫サイクルにアプローチしていくのでしょうか。53ページの図を見ながら読んでみてください。

まず、「①【がん細胞の破壊】」を行います。ここで重要なのは、がん細胞を意図的に壊して、がんの目印となる抗原を提示させることです。使うのは、抗がん剤です。

ただし、使用量はほんの少しです。目的は、わずかながん細胞を壊して、免疫ががん抗原を見つけやすくすること。それだけでよいのです。

標準治療では、すべてのがん細胞を殺すことを目的に、人の体が耐えうる最大量の抗がん剤を使います。しかし、免疫をしっかり働かせることができれば、そんなに多くの抗がん剤は必要ありません。抗原提示さえできれば、あとはキラーT細胞ががん細胞を殺傷していってくれるからです。

ですから、私が治療に使う抗がん剤の量は、標準量の4分の1から3分の1だけです。

標準量では免疫細胞まで殺してしまいますが、低用量で使うと、反対に免疫が活性化されます。これについては論文が多く発表されています。低用量ならば免疫が活性化される抗がん剤には、パクリタキセル、ゲムシタビン、シスプラチンなどがあります。

抗がん剤の使用量がこの程度ならば、副作用もほとんど出ません。免疫がダメージを負うこともありません。全身の細胞も守られますから、気力・体力が保たれます。何より、消化管が抗がん剤に攻撃されずにすむので、食欲が戻ってきます。

キラーT細胞の教育係は「樹状細胞」

低用量の抗がん剤でがん細胞を破壊したら、がん免疫サイクルは「②【樹状細胞によるがん抗原（目印）の提示】」に進みます。

免疫細胞には、樹状細胞と呼ばれる細胞がいます。樹状細胞は、①で破壊されたがん細胞を食べて、「これががんだよ！」というその目印（抗原）を読みとり、キラーT細胞に知らせます。これが抗原提示です。この抗原提示の主役となるのが、樹状細胞です。

樹状細胞についてははは、最近になってわかってきたことです。

その後、「③【樹状細胞によるキラーT細胞の教育】」のステップに進みます。がんにしか発現していない目印を見つけられるように、樹状細胞がキラーT細胞を教育して活性化していくのです。それによってキラーT細胞の攻撃力を高めます。

一方で、ブレーキもかかりやすくなります。キラーT細胞が活性化して免疫力が強化されれば、それとバランスをとるように、免疫抑制のブレーキがかかるからです。

そのブレーキのもとになるのが、キラーT細胞に発現する「CTLA-4」という免疫抑制分子です。この分子に、樹状細胞の表面にある「CD80／86」が結合すると、キラーT細胞は活性化されなくなります。

しかし、それではキラーT細胞ががん細胞を攻撃する働きを高められません。

これを防ぐために開発されたのが、「ヤーボイ（イピリムマブ）」という薬です。ヤーボイは、キラーT細胞のCTLA-4と結合することで、免疫抑制のブレーキを外していきます。

最近、オプジーボにこのヤーボイを併用できるようになり、免疫活性の効果をさらに高められるようになりました。

ただし、ヤーボイが保険適用されるのは、現在のところ、肺がんの一部と悪性黒色腫のみです。これも治験が終わっているという理由だけで、他のがんにも十分に効きます。

私も、患者さんの状態を見ながら、必要とあればヤーボイも投与しています。

がん細胞を特異的に殺す温熱療法「ハイパーサーミア」

がん免疫サイクルの次のステップが「④【遊走】」と「⑤【がん組織への浸潤】」です。

④では、活性化したキラーT細胞が、血管内を流れながらがん組織を探してパトロールします。⑤では、キラーT細胞ががん組織に浸潤していきます。浸潤とは、しみ込んで広がることです。

これらのステップで重要になるのが、血流です。免疫細胞は血液によって全身に運ばれます。血流がよければスムーズに体の随所に運ばれます。しかし、血流が悪化していると、免疫細胞ががん細胞まで十分に行き届かないことが起こってきてしまうのです。

血流の促進には、体温を上げることです。ここでは「ハイパーサーミア」という機械を用います。ハイパーサーミアは、8メガヘルツの電磁波で体の中心部を温めます。

がんは低温を好み、高温を嫌います。がんが多く存在する体の中心部は、ハイパーサーミア治療を行うことで、42〜43度に上がります。すると、その部分のがん細胞が特異的に死んでいくのです。

また、体の中心部の周辺は、40度ほどになります。38度から40度くらいは、免疫がもっとも活性化する温度です。血流もとてもよくなります。そして、前述した樹状細胞を活性化するのです。

つまり、ハイパーサーミア治療には、2つの効用があります。1つは、がん細胞を特異的に殺すこと。もう1つは、血流を促進して免疫を活性化することです。

さらに、この治療を行っていると、抗がん剤が4分の1から3分の1ほどの低用量でも、標準量と同じくらいよく効いてくることもわかっています。

治療は、1回40分を週に1回行います。1回行えば、ヒートショックプロテインが出てきます。これは、傷んだ細胞を修復するたんぱく質のこと。免疫を活性化する作用もあります。

ヒートショックプロテインは、一度増加すると1週間ほど体内に残ります。頻繁に何度もハイパーサーミア治療を行っても、ヒートショックプロテインが熱から体を守りますので、毎日のように熱をかけても、それ以上の効果は得られないこともわかっています。ですから、週に1回の治療で十分です。

なお、ハイパーサーミア治療は、がん腫瘍が消えたあとも、しばらく継続することをおすすめしています。画像でがんが見えなくなっても、目に見えないがん細胞は、体内に残り続けるからです。このあとの始末もしてくれるのが、免疫です。ですから、再発を防ぐためには、継続して免疫が高い状態を保ち続けることが大事です。

このようにとても優れた温熱療法なのですが、設置している医療機関は限られます。大きな理由は、費用の問題です。機械そのものが8000万円ほどするのですが、保険点数がそれに沿ったものではないのです。3カ月で9000点、約9万円（3割負担で2万7000円、週1回3カ月行ったとして1回2250円）です。単純に計算して、およそ1000人近くがこの治療を受けてやっと機械の購入費を支払えることになります。こうした経営的な理由で、普及が難しくなっています。

それでも、全国でだいたい100ほどの病院やクリニックが、このハイパーサーミアの機械を設置しています。

なお、この治療法で大きな副反応は起こりませんが、患者さんによっては、治療を始めたばかりのころは、汗がたくさん出ます。熱過ぎるといって、やめてしまう人もいます。ごく少数ですが、低温火傷のような感じになる人もいます。だんだんと慣れていきますので、一度始めたら、様子を見ながら続けていくとよいと思います。

水素ガス免疫療法はがん治療の革命となる

がん免疫サイクルの最後のステップは「⑥【認識】」と「⑦【攻撃】」です。
⑥でがん細胞をキラーT細胞が認識したら、⑦でいよいよ攻撃を開始します。
ここで効果を発揮するのが、免疫チェックポイント阻害薬のオプジーボです。オプジーボは免疫が活性化された状態であってこそ効果を発揮します。それには、がん免疫サ

イクルをしっかり回す必要があります。1つでもステップに障害が生じれば、がんを抑えることはできません。

そのためにこそ、水素ガス免疫療法が功を奏します。水素を吸うことで、疲弊したキラーT細胞を活性化していきます。しかも、悪玉活性酸素の害も消去できます。オプジーボが効きやすい体内環境を水素が整えていってくれるのです。

そうして元気になったキラーT細胞が、がん腫瘍にたくさん押し寄せてきている状態でオプジーボを使うと、非常に優れた効果を発揮するのです。

2020年9月、「水素ガス免疫療法を行うと、肺がん患者におけるオプジーボの効果が上がる」という論文を、私はイギリスのがん専門雑誌「オンコロジーレター」に発表しました。オンコロジーレターは世界中の医師に読まれている英文雑誌です。

まず、全がん患者の生存曲線を見てください（123ページ、【1】のグラフ）。

このグラフにある「MST（Median Survival Time）」とは、日本語で「生存期間中央値」といいます。治療を始めて50パーセントの人が生きている期間のことで、がんの生存期間を調べるうえでよく使われる指標です。

このグラフには、水素ガス免疫療法を行った人（348人）と、それ以外の治療を行った人（327人）の生存期間を示しています。水素ガス免疫療法を行った人たちのMSTは441日で、他の治療を行った人たちは147日。水素ガス免疫療法を行った人のほうが、約3倍も生存期間を延ばしました。しかも、約20パーセントの人が5年（1825日）を超えても生存しています。

がんでは、「5年生存率」が治癒を示す1つの指標とされています。これは、多くのがんが治療後5年間再発しなければ、その後も再発の可能性が低くなることに基づきます。つまり、5年間生存したら、がんが治ったと判断されます。

つまり、水素ガス免疫療法を行った全がん患者のうち、約20パーセントが治癒しました。これに対し、他の治療を行ったグループの生存率は、ゼロに近い状態です。

次に、【2】のグラフを見てください。これは、ステージ4の肺がん患者さんの生存期間のグラフです。

水素ガス免疫療法を行ったグループは、MSTが1113日（約3年）で、30パーセント以上の人が5年以上生存しています。つまり、治癒しています。

水素ガス免疫療法でステージ４の全がんの生存率が延びている

【1】全がん患者

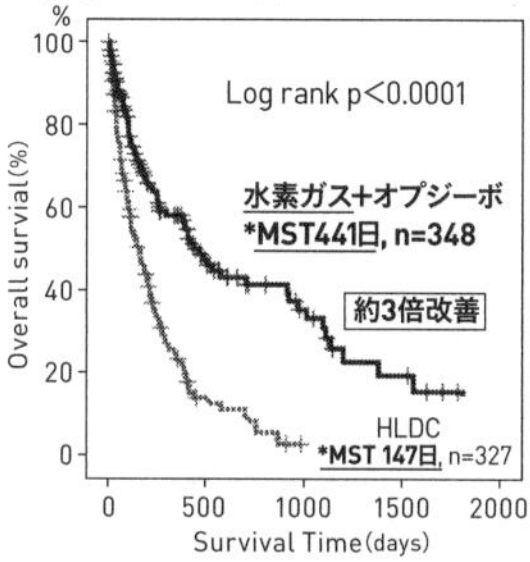

【2】肺がん患者（ステージ4）

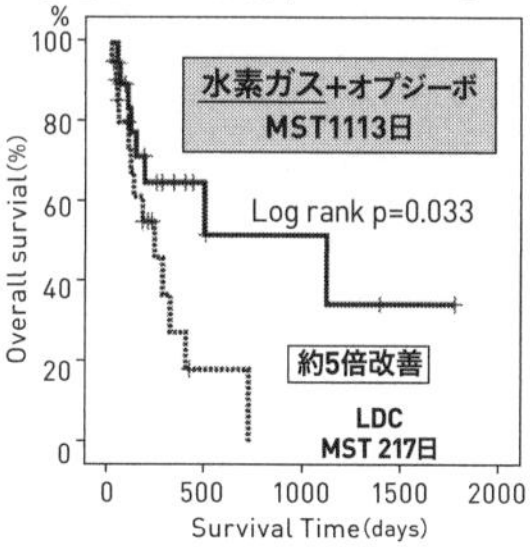

【3】大腸がん患者（ステージ4）

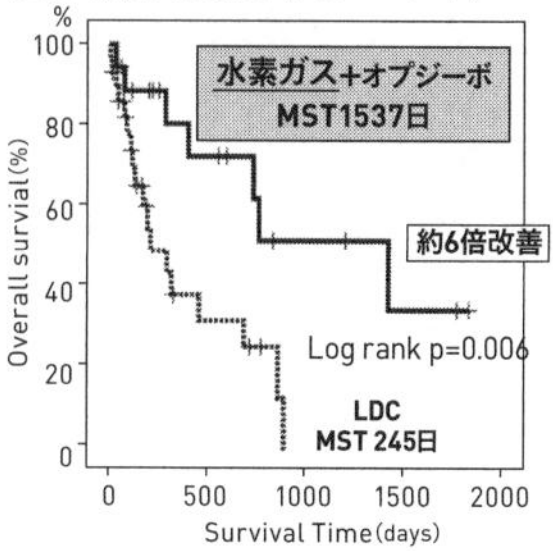

【4】乳がん患者（ステージ4）

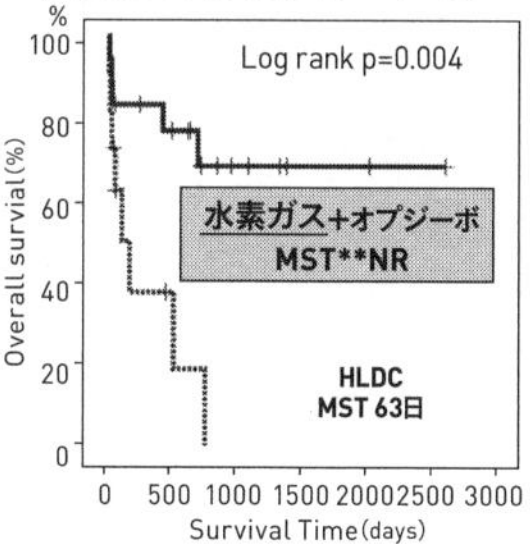

【5】すい臓がん患者（ステージ4）

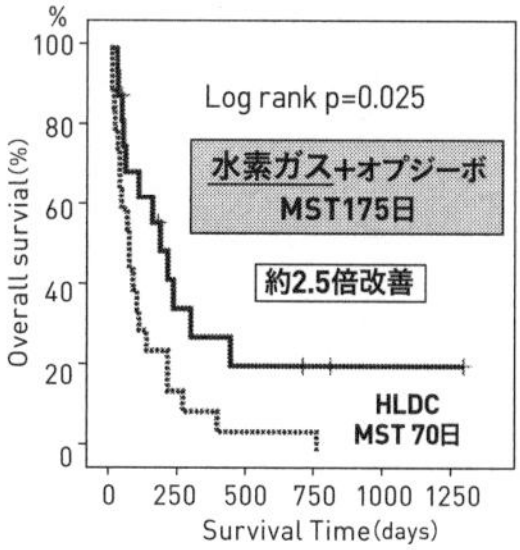

これに対し、他の治療を行った人たちのＭＳＴは２１７日（約７カ月）。しかも、ほとんどの人が亡くなられました。

すなわち、水素ガス免疫療法は、ステージ４の肺がんに対し、約５倍の改善を示したことになります。

【３】のグラフはステージ４の大腸がんの患者さんの生存期間です。

水素ガス免疫療法のＭＳＴは１５３７日、その他の治療のＭＳＴは２４５日。約６倍の改善です。水素ガス免疫療法を行った患者さんも30パーセント以上が５年以上生存しているのに対し、それ以外の患者さんは２〜３年のうちに亡くなられました。

このように、生存期間を大幅に延ばせることも、水素ガス免疫療法の大きな特徴といえるでしょう。

【４】はステージ４の乳がんの患者さんの生存期間のグラフです。

乳がんの患者さんのグラフは、もっとも顕著でしょう。他の治療を行ったグループは、ＭＳＴがわずか63日、２年足らずでほとんどの方が亡くなられています。これに対し、水素ガス免疫療法のグループは亡くなられる方が少ないためＭＳＴを計れず、70パーセント近い人が10年近く生存し続けています。

乳房は血流の多い臓器で、免疫原性も高く、予後のよいがんでもあります。適切な治療を行えれば、ステージ4であっても、これだけ生存率を延ばせるということです。このグラフから、乳がんは水素ガス免疫療法との相性がとくによいがんともいえます。

【5】は、ステージ4のすい臓がんの患者さんです。

すい臓がんは、5年生存率が低く、ステージ4になると1パーセントになることは前述しました。その他の治療を行ったグループは、MSTが70日で、2~3カ月で半分の方が亡くなり、2年過ぎるころにはほとんどの方が亡くなってしまいます。

しかし、水素ガス免疫療法を行うことで、MSTは175日まで延び、約2・5倍改善しました。また、約20パーセントの患者さんが3年以上長生きされています。標準治療ではステージ4のすい臓がんの患者さんが5年後に生存している確率は約1パーセントですから、これはすごい成績ではないかと思います。

以上のことを見ても、「水素ガス免疫療法は、がん治療の革命になる」「がんの基本的な治療のベースにいずれなっていく」、私はそう信じています。水素ガス免疫療法ががん治療のスタンダードになれば、がんは今よりずっとつきあいやすい病気となるはずです。

それを実現させるべく、私は国際水素医科学研究会を立ち上げました。

当初は、水素ガス免疫療法の効果を学会や論文で発表すると、驚きと感動で受けとめられる一方、「なんだ、それ」と無理解な医師も多くいました。あからさまに無視する医師もいました。受け入れ、自分の治療方針を再検討しようとする医師がはたしてどれだけいるのかと、残念な気持ちにも襲われました。

けれども今は、国際水素医科学研究会に大勢の医師が参加してくれています。水素ガス免疫療法はだんだんと広がっていく。そんな手ごたえも感じています。

私が感じる大きなジレンマ

ところが、水素ガス免疫療法を主軸とした赤木メソッドの広がりを強く阻むものがあります。公的医療保険です。

現在の保険制度では、標準治療から外れると、保険を使えなくなってしまうのです。たとえば、抗がん剤を私も治療に用います。免疫が活性化される最初のステップとして、がん細胞をある程度壊す必要があるからです。その最初のステップを完成させるものとして、今のところ、抗がん剤が最適です。

しかし、前述もしましたが、使用量は少しだけです。標準治療のように大量には使いません。薬はなんでもそうなのですが、大量に使えば、毒性が強く現れます。標準治療の抗がん剤の使用量は、毒の領域に入ります。がん細胞の抗原提示のためだけであれば、深刻な副作用が出るほど大量の抗がん剤は必要ないのです。

ところが、ガイドラインに沿った量の抗がん剤を処方しないと、保険が適用されません。病院には毎月のように保険審査が入ります。保険を使いながら、少量しか処方していないと「きちんと決められた量を使いなさい」と指導され、指示に従わなければ保険が切られることになってしまうのです。

保険を使うためには、少量ではダメで、副作用が出るほど大量の抗がん剤を使わなければいけない。こんなこと、通常から考えればおかしな話です。

けれどもこれが、日本国民全員が加入する公的医療保険の決まりごとです。薬の量を少なくすれば、医療費も削減できるのに、「ダメ」といわれてしまうのです。

こうなると、抗がん剤は自由診療で使うしかなくなります。自由診療になると、治療にかかる費用はすべて自費になります。保険診療ならば自己負担額が3割ですむところが、10割払わなければなりません。そのため、薬を少量しか使わなくても、標準治療で使ったときより、多くの薬代を患者さんが負担することになってしまうのです。

ここが私自身もジレンマの大きいところです。

医療者にとっても、国民皆保険制度に従い、決められたガイドラインに沿った治療を行ったほうが、ずっと楽です。患者さんの経済的負担を減らせますし、医療保険のほうからも決まった金額が入ってくるので病院経営も安定させられます。

このように日本の医療現場は、よほどの志のある医師でなければ、新しい治療法を実践していく原動力を持ちにくい状況にあるのです。

赤木メソッドにかかるだいたいの費用

オプジーボも高額な薬で、保険適用されるがんが限られています。その他のがん治療でオプジーボを使うとなると、自費になります。

ですが、何度もくり返していますが、水素ガス吸入とオプジーボを併用すると、ステージ４のがんにも、よい効果が得られます。ですから、私は患者さんと相談したうえで、オプジーボを使うことにしています。

ただし、使う量は少なくしています。

通常は、１回に２４０mg使いますが、私が使う量は40mg。通常の量の６分の１です。

それでも、１回に約15～16万円はかかります。それを月に2回行います。

もしも通常量を使えば、１回で90万円、月に１８０万円にもなってしまいます。でも、水素ガス免疫療法と併用すれば、40mgで十分です。水素を吸って、元気になったキラーT細胞ががんに押し寄せている状態でオプジーボを使うので、とてもよく効きます。

なお、水素ガス吸入にも、保険は適用されていません。私の病院で吸入するときには、

1回1時間で2000円かかります。

また、3カ月に1回はCT検査かPET－CTを行います。口絵の写真がその画像結果です。

PET－CTは、がんの部分が赤く描出されるので、患者さん自身が見ても、がんが小さくなっていくことが一目でわかります。広範囲にわたって真っ赤に色づいていた画像から、赤い部分がだんだんと減っていくので、PET－CTはとてもわかりやすいのです。それによって、自身が行っている治療法に自信を持つことができますし、治療を続ける励みにもなるでしょう。

他にも、低用量の抗がん剤やハイパーサーミア治療、漢方治療なども行います。試してよかったものを、今はできる限り選択肢として考えることにしています。そうして多くの選択肢から、1人1人の患者さんによい治療法を探していきます。

がんになるのは人であり、人は体質も性格も生活のしかたもすべて違います。ですから、人によって治療のしかたを考えていくのは、ある意味当然のことです。しかし、保険診療に縛られていると、それができないというのが、日本の医療の現状です。

では、私のところでがん治療を受けると、だいたいどのくらいの費用がかかるのか、知りたい人も多いと思います。人によって治療のしかたは異なるので一概にはいえません。それを前提として、参考までにお話しします。

水素ガス吸入やオプジーボ、低用量の抗がん剤治療、ハイパーサーミア治療など、基本とする治療をフルコースで行ったとして、月にだいたい60〜70万円くらいです。ほとんどを自由診療で行うため、どうしてもこのくらいはかかってしまいます。

ただ、すべての治療がずっと必要なわけではありません。症状がよくなってくれば、治療の数も頻度も減らしていくことができます。

まずは３カ月間、集中して治療を行います。２カ月ほど過ぎると免疫力が上がってくるので、検査結果を見ながら治療の頻度をだんだん減らしていきます。状態がよくなれば、オプジーボを３カ月に１回だけ行えばすむようにもなります。

がんをキラーT細胞の監視下に入れる

赤木メソッドの最終目標は、なんの薬も使わずに自分の免疫で体を守れるようにすることです。がん腫瘍を完全に消せなくても、活性化キラーT細胞を増やせれば、がんと共存する道も開けます。そこまで手助けをしていくことが、私たちの仕事です。

末期のすい臓がんで2020年7月に来院されたW・Kさん（73歳、女性）も、がんと上手に共存されています。ステージ4のすい臓がんで、肺に転移があるために手術ができない状態でした。それが水素ガス免疫療法を軸とした赤木メソッドによる治療をはじめてわずか6カ月で、がんが53・4パーセントも縮小しています（口絵5ページ）。

こうしたがんの縮小を「部分寛解（PR）」といいます。25～30パーセントの縮小で部分寛解といえますから、53・4パーセントの縮小は大きな改善といえるでしょう。

部分寛解の上をいくのが、完全寛解（CR）です。完全寛解になるとがん腫瘍がゼロにならないといけないので、なかなか大変です。

部分寛解でも、生存期間を延ばしている患者さんは大勢います。この場合をロングP

Rといいます。いわゆるがんと共存している状態です。私たちがいちばんに目指すところは、ここです。がんが体のなかにあっても、いつもの日常を送ることができ、食事をおいしくできる状態で、生存期間を延ばすことが重要なのです。

末期がんになると、がん腫瘍も大きく、転移も起こっています。痛みも激しく、標準治療を受けている人は抗がん剤の副作用もあって、まさにボロボロの状態です。

しかし、腫瘍が小さくなれば、痛みもとれていきます。私の治療法では、副作用が出るほどの抗がん剤は使わないので、体のつらさも軽減されます。水素ガス吸入によって体内環境も整っていきますから、食事もでき、日常生活も送れるようになります。

このとき、がん腫瘍の周りではどのようなことが起こっているでしょうか。

水素ガス吸入によって活性化したキラーT細胞が、縮小したがんの周りをとり囲んで刑務所に入れているような状態になるのです。こうなると、がんは残っていても、悪さをほとんどしなくなります。がんがキラーT細胞につかまり、暴れなくなるのです。これこそが人とがんが共存している状態です。

ここからがん細胞を逃がしてはいけません。キラーT細胞の力が弱まれば、がん細胞がいっせいに逃げ出し、他の部位に転移を始めるでしょう。しかし、がんを活性化キラーT細胞の監視下に置くことができたならば、完全寛解でなくても、体の状態がよいまま生存期間を長く延ばせる、ということです。

その状態を保つには、オプジーボなどのあらゆる薬を使わなくてよくなったあとも、水素ガス吸入だけは続けたほうがよいと考えます。薬による治療を終えたあとも生活は続いていくからです。ストレスが強くかかったり、生活が乱れたりなど、免疫はさまざまな要因で落ちるときがあります。そのときに水素ガスを吸っていると、キラーT細胞を疲弊させずにすみ、がんをキラーT細胞の刑務所から逃さずにすむでしょう。

ロングPRの実現のために、水素ガス吸入は心強い味方になってくれるのです。

オプジーボの副作用は、治療がよく効いている証

オプジーボにも副作用はあります。薬が効き過ぎて、自己免疫疾患になる人がいます。自己免疫疾患とは、免疫が自分の組織を攻撃してしまう病気です。免疫細胞が活性化

し過ぎて、抑制が効かなくなると、自己免疫疾患を引き起こすことがあります。

オプジーボの副作用としてもっとも重症の例では、間質性肺炎があげられます。自分の免疫細胞が、肺の組織を攻撃してしまい、重度の肺炎が起こります。

また、副腎皮質不全や糖尿病などが生じることもあります。

ただ、抗がん剤と比べれば、副作用が起こる頻度は極めて低いといえます。しかし副作用が出てしまうと、間質性肺炎などのように重症化することがある、ということです。

とはいえ、私の治療では１回に40㎎しか使いません。使用量が少ないので、深刻な副作用が現れたケースは今のところまったくありません。発疹が少し出たり、のどがイガイガしたり、咳がちょっと出たりする程度です。

実は、こうした軽い副作用が現れた人のほうが、オプジーボと水素ガス吸入の併用療法の効果がよく現れる、というのが私の実感です。オプジーボを使って副作用が現れるのは、キラーT細胞が活性化している現れでもあるからです。

副作用というと、「悪いこと」というイメージがありますが、赤木メソッドの場合に限っていえば「薬がよく効いている反応」と見てよいでしょう。

わずか1カ月で腫瘍マーカーが劇的に下がった

J・Sさん（70歳、男性）も水素ガス免疫療法で、ロングPRを実現されている一人です。胃がんから肝臓に転移し、発見時には手術のできない末期の状態でした。

私のクリニックに来院された2020年4月には肝臓がんの大きさが約8センチにもなっていました。それが治療を行うことで9カ月後、3・5センチにまで縮小しました。56・5パーセントもの縮小率です（口絵7ページ）。

縮小後の肝臓がんを見ると、病巣そのものは、嚢胞《のうほう》のような状態になっています。嚢胞とは、皮に覆われた内部に水がたまったような袋状のものをいいます。

もともとはがん細胞の塊でしたが、治療によってがん細胞がだんだん死んでいくと、その死骸たちが液状になっていきます。

このように、がん腫瘍は嚢胞化しながら治っていくこともあります。

なかには腫瘍の大きさはそのままで、中身だけ液状に変わりながら治っていくケースもあります。

わずか1カ月で腫瘍マーカーが劇的に下がった

J・Sさん（70歳　男性），非切除胃がん＋肝転移
2020年4月〜12月，8カ月

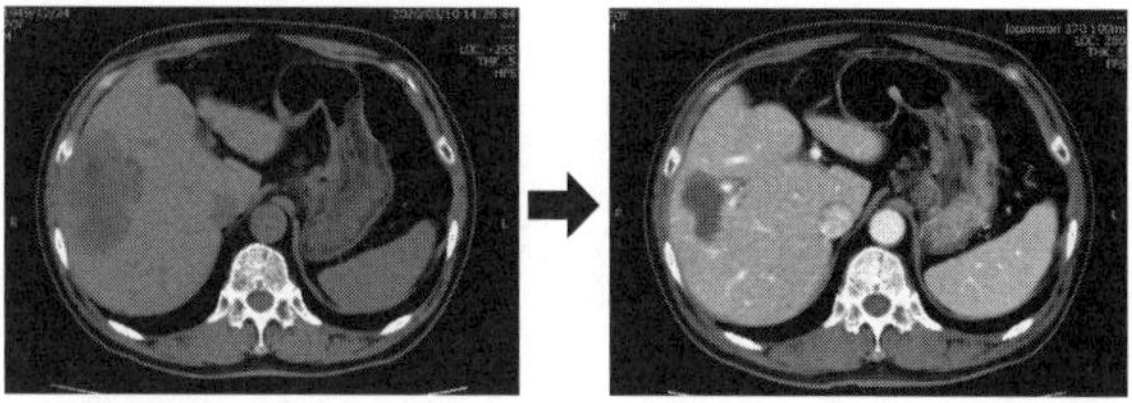

80.61 x52.33mm　　35.05 x25.34mm　56.5%　縮小PR

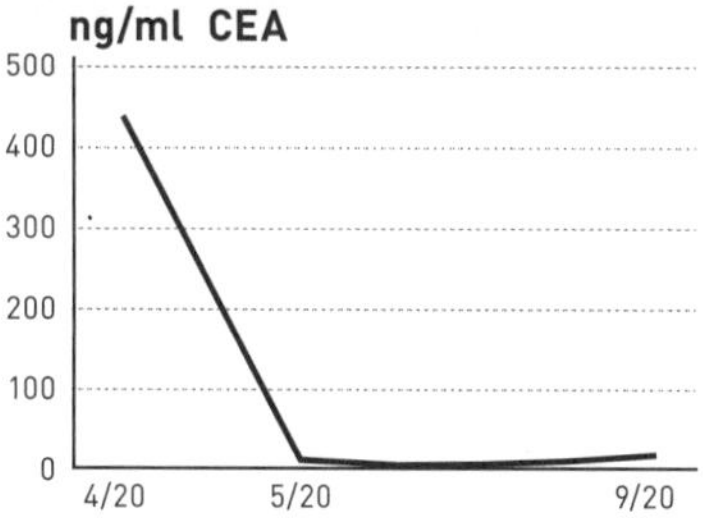

J・Sさん（70歳、男性）。胃がん（非切除）と肝転移のステージ4。2020年4月に水素ガス免疫療法をはじめ、1か月後に腫瘍マーカーが激減。来院時には約8センチあった肝臓がんが、8カ月後には3.5センチに縮小した。

なお、嚢胞そのものは悪玉ではありません。体に残しておいても問題ありません。でも、嚢胞の壁にがん細胞が残っている場合があります。免疫が抑え込んでいるときには問題なくても、免疫が崩れるといっせいにがん細胞が成長を始める原因になります。

ですから、免疫をしっかり整え、がん細胞を囲い込んでおくことが重要です。

そのためにJ・Sさんは、現在も水素ガス吸引を継続されています。治療を初めて1年ほど経っていますが、今も元気にされています。

またJ・Sさんは、腫瘍マーカーの下がり方も劇的でした。治療を初めてわずか1カ月でいっきに下がりました。

通常、腫瘍マーカーの値は治療スタートから2〜3カ月後によい結果が出てきます。反対に1カ月後は、腫瘍マーカーが上がることがたびたび起こります。その数値だけを見ると、がんが進行したように思えます。しかし実際には、オプジーボなどで免疫を主体にした治療を行うと、がん組織に免疫細胞が集まってきます。そうしてがん細胞を効果的に殺せていたりすると、腫瘍マーカーの値が一時的に急増することが起こります。

こうした状態を「偽の進行」という意味で、医学用語で「シュードプログレッション」といいます。

ですから、治療開始から1カ月は、数値が上がってしまっても、シュードプログレッションか本当の進行かわからないので驚かないことです。治療法に効果があるかどうか確認するのは、2カ月から3カ月後の検査結果を見ることが大事です。

ところがJ・Sさんの場合、腫瘍マーカーが1カ月で500ほどもいっきに下がりました。その後、再び上がることもなく、低値を維持しています。

大勢の患者さんを診るなかで、私自身、腫瘍マーカーが下がるケースを多く経験してきました。今では、赤木メソッドで治療を行えば腫瘍マーカーが下がるのが当然で、下がらないと、「どうしてか」「他に何をすればがんを改善できるのか」とあれこれ頭を悩ませてしまいます。そうしたなかでも、J・Sさんのように腫瘍マーカーが見事な下がり方を見せると、私自身とても驚き、うれしくなるものです。

余命3カ月の肺がんから復活、7年後の今も元気

抗がん剤を使った標準治療の場合、ステージ4のがんで改善が見られるのは1パーセントあるかどうかです。がん腫瘍が50パーセント以上も小さくなることなどほぼないに等しく、生存期間を2年、3年と延ばせることも、わずか1パーセントの確率です。

一方、免疫を主体とした赤木メソッドでは、約7割の末期がんの患者さんがSD（変化のない状態）かロングPRを経験し、なかにはCR、つまり完全寛解する方もいます。

H・Sさん（62歳、女性）は、「ほぼCR」と診断できる患者さんです。

彼女が私の治療を初めて受けたのは、2014年6月。肺がんのステージ4でした。がん性胸膜炎という状態で、肺の外にがんが出てしまい、胸膜の上に広がった状態でした（口絵6ページ）。

肺に胸水がたくさんたまっていて、まずはそれを抜くことにしました。その量は約2リットルもあり、すべて血清で真っ赤な状態でした。これを見たとき、正直なところ「残念だが、もう長くないな」と感じました。

がん性胸膜炎で胸水がそれだけたまるのは、末期の末期という状態です。余命はだいたい3〜4カ月。薬が効けば半年から1年ほどは生きられたとしても、それ以上は難しいだろうという深刻な状態でした。

このころはまだ、私も水素ガス吸入をとり入れておらず、オプジーボも発売前でした。H・Sさんには、温熱療法と低用量抗がん剤で治療を進めていきました。それが口絵6ページの右上の写真です。治療開始時と比べて赤い部分は小さくなっていますが、縮小や拡大をくり返している状態でした。

２０１７年2月、本格的に水素ガス吸入とオプジーボを治療にとり入れました。Ｈ・Ｓさんは、水素ガス吸入器をレンタルして、自宅で1日3時間以上吸入されるようになりました。すると、がんが急速に小さくなっていったのです。

余命3～4カ月と診断できる状態から、今年でもう7年ですが、元気にピンピンされています。写真を見ていただくとわかるように、赤い部分はほぼない状態で、完全寛解の状態です。

それでも、油断してはいけないと思っています。ＰＥＴ－ＣＴの画像でがんが消えていても、何かのストレスに遭遇して免疫が弱るようなことがあると、がんがいっきに復活してくることがあるからです。それほどがんとはしぶとく、手強い病気です。

ですから現在も、Ｈ・Ｓさんは月に1回は外来でオプジーボの治療を受け、水素ガス吸入も続けています。私がＨ・Ｓさんの状態を「ほぼ完全寛解」というのは、治療の継続がまだ必要と考えているからです。

なお、「肺がんは怖い」とイメージしている人は多いと思います。ただ、すい臓がんに比べれば、水素ガス免疫療法の効果が現れやすいと感じています。

最後まで自分らしく生きるために

標準治療の抗がん剤治療では、がんの縮小が1カ月続けば「抗がん剤が効いた」と診断されます。しかし、体の状態がボロボロで日常生活を送れなかったり、寝たきりでチューブにつながれた状態であったりするなかでの延命は、患者さんが苦しむ時間がそのぶん長くなることを意味します。それは、患者さんや家族の本当に望むことでしょうか。

もちろん、私が提唱する赤木メソッドが万能とはいいません。ステージ4の患者さんの約7割の方は、SD、部分寛解や完全寛解まで改善していきますが、2～3割には効果が現れません。それでも、患者さんが亡くなっていくときの様子は、標準治療で亡くなられるときとはまったく違います。

抗がん剤治療をやりきって、「もう何もできることがありません」といわれた末に亡くなるとき、人の免疫は著しく低下し、心身もボロボロになっています。そうした状態では、亡くなる間際まで痛みに苦しまれます。その痛みを緩和するために、モルヒネなど強い薬を使いますが、それによって意識は遠のきます。

しかし、免疫をある程度回復させることができると、多くの人が、苦しむことなく老衰の最期のように、安らかに亡くなられていきます。

がんになる方は、がんばり屋の方が多いように感じます。だからこそ、死にたくなるほど苦しい抗がん剤治療も、がんばってなんとか耐え抜こうとされます。でも、治療の苦痛が、あまりに大きいことは、よいことではありません。自分がつらいと感じているとき、免疫もまたダメージを負っているからです。

免疫が元気になれば、体も元気になり、心も元気になります。それには、免疫を活性化できる新たな治療法が必要です。何ごとも新しいことを始めるときには、勇気が必要です。ですが、「この治療法を行ってみよう」と勇気がある人が増え、多くの医療機関でとり入れられるようになったら、日本の医療界はきっとガラリと変わることでしょう。

第4章

「水素ガス」は新型コロナ予防や認知症の改善にも役立つ

新型コロナで重症化しやすい人の特徴

今、世界は新型コロナウイルス拡大のさなかにあります。

日本でも感染拡大が止まらず、2021年1月7日、再び1都3県に緊急事態宣言が出されました。そんななか、新型コロナ肺炎で急逝される人も増えてきています。

新型コロナ感染で亡くなったり、重症化したりするのは、持病のある人や高齢者が多いことがわかっています。持病とは、高血圧や高脂血症、糖尿病、肥満などの生活習慣病のほか、がんや自己免疫疾患なども含まれます。

なぜ、持病のある人や高齢者は、新型コロナに感染するとリスクが高まるのでしょう。

急激な経過を示す新型コロナ患者には、何かの免疫異常が存在しているのではないか、と私たちは考えてきました。最近、新型コロナ患者のとくに重症者では、悪玉キラーT細胞が増加し、それが重症化に深く関与しているとの論文が発表されました。新型コロナ感染の重症者の体内は、がん患者と同じような免疫状態にあるということです。

悪玉キラーT細胞とは、前述したように、免疫チェックポイント分子のPD－1とT

im-3を同時発現しているキラーT細胞です。悪玉キラーT細胞は、がんの予後不良や進行度にかかわるだけでなく、新型コロナの重症化や急逝にも関与していたのです。

悪玉キラーT細胞の血液中の値は、がん患者の予後を予測する重要なファクターですが、新型コロナ感染時に重症化しやすいかどうかを知る指標にもなる、ということです。

ウイルスに免疫が乗っとられる

新型コロナ感染で肺炎になるとき、「サイトカインストーム」が起こっています。サイトカインとは主に免疫細胞から分泌されるたんぱく質で、免疫の働きを活性化させたり抑制させたりなど、免疫バランスの調整にかかわる重要な物質です。

サイトカインは、わかっているだけで約800種類あるとされ、簡単には「炎症性サイトカイン」と「抗炎症性サイトカイン」とに分けられます。

炎症性サイトカインの働きは、免疫反応を活性化させ、異物の排除をうながします。そのとき、体内では炎症が生じます。炎症は免疫が異物を排除するために必要な反応で

悪玉キラーT細胞が多い人は、新型コロナ感染を重症化させやすい

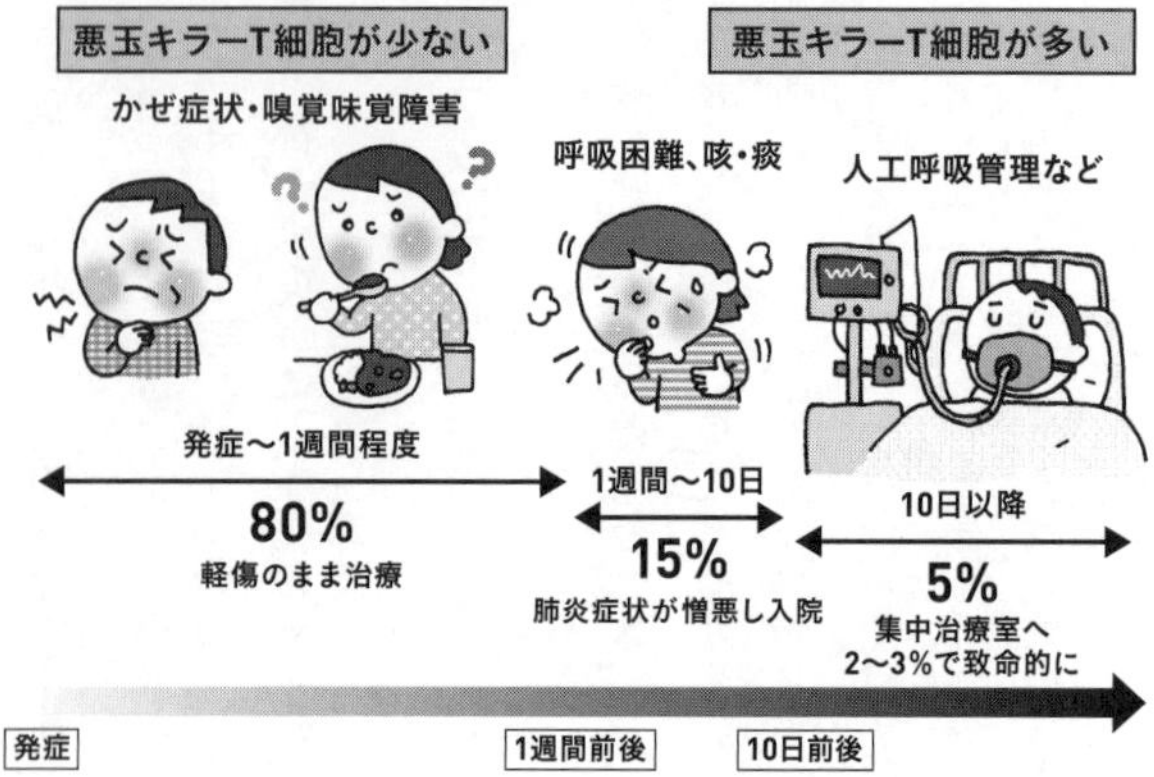

すが、その度合いが強くなると、発熱や咳、痛みなどの症状が出て、本人もつらい思いをします。体内の組織や細胞が大きく傷つき、がん細胞が発生する原因にもなります。

一方の抗炎症性サイトカインには、炎症が過剰にならないよう免疫反応を抑える作用があります。

炎症性サイトカインと抗炎症性サイトカインは、バランスが重要です。

ところが、ウイルスが体内で大量に増殖するようなことが起こると、炎症性サイトカインの分泌が過剰となって、炎症反応が激化します。結果、自分の細胞を大きく傷つけ、ときには死に至ることも起こってきます。この状態をサイトカインストームといいます。

つまり、サイトカインストームが起こるとき、免疫はブレーキが効かなくなり、暴走している状態なのです。

しかも新型コロナウイルスは、キラーT細胞に入り込み、免疫を操作する働きを持つことがわかっています。エイズウイルスもこれと同じ動きをします。このようにウイルスのなかには、キラーT細胞を乗っとり、殺傷能力を落とさせるだけでなく、暴走させる働きを持つものがいるのです。

ウイルスにキラーT細胞が乗っとられ、その数が多くなると、サイトカインストームが起こりやすくなります。それによって、肺炎など重篤な症状が急激に現れるのです。

中国では新型コロナ治療に水素ガスを活用

サイトカインストームが起こっているとき、悪玉キラーT細胞も大きく増えています。

悪玉キラーT細胞は、がん細胞もウイルスも殺す力を失っていますが、同時に免疫を抑制してコントロールする力も失っています。すなわち、悪性キラーT細胞とはT細胞機能不全に陥った細胞なのです。

その状態で新型コロナに感染すると、免疫抑制が働かず、サイトカインストームが起こりやすくなります。

では、サイトカインストームを防ぐにはどうするとよいでしょうか。

悪玉キラーT細胞は、ミトコンドリアが機能不全を起こしており免疫抑制も効かない状態です。よい働きを活発に行えるだけのエネルギーを産生できなくなっています。

ここを早急に改善することです。そのための方法として、水素ガス吸入が最適と考えます。水素ガスを吸入することで、悪玉キラーT細胞が減り、ミトコンドリア機能の回復した活性化キラーT細胞が増えることは明らかです。また、コロナに感染した悪玉キラーT細胞も回復させます。これによってサイトカインストームによる重症化を防げるのです。

昨年、水素ガス免疫療法の有効性について、私はいくつかの場所でお話ししました。中国でも講演をしました。

中国では、著名な呼吸器疾患専門医の鍾南山先生が新型コロナ対策の総指揮官的存在となり、新型コロナ肺炎の治療法に水素吸入を採用しています。

まず武漢の患者に試用し、肺炎患者の呼吸困難が大幅に改善されたことで、２０００台もの吸入機が増産され、各地での使用が促進されました。中国で使われているのは、水素・酸素混合ガスの吸入機ですが、高濃度の水素を吸えるということは同じです。

中国は医療制度が日本と異なり、「一定の効果を上げている」とわかっているものに対しては、国主導で動き、医療の現場に速やかに導入していきます。水素・酸素混合ガス吸入機も国立の病院にいち早く導入され、ヒト試験が実施されました。

新型コロナは、２０１９年末に中国武漢で見つかり、パンデミック（世界的大流行）を起こしました。世界はいまだ感染拡大をくい止められず、多くの人が命を落としています。ところが中国では、感染者も死亡者も激減しています。必要性が認められればいかなる強制措置もとれる独裁政治の強みもおおいにあると思いますが、水素ガスの有効性にいち早く注目し、医療現場に速やかにとり入れた成果も高い、と私は考えています。

「なんだか調子が悪い」と感じるときには

悪玉キラーT細胞が多くなっているのは、がんや新型コロナ感染重症者だけではありません。

「未病」という言葉をご存じでしょうか。未病とは、病気というほどではないものの、何らかの症状がある状態で、検査では「異常がない状態」を未病といいます。簡単にいうと、病気と健康の間の状態となるでしょう。

具体的には、一見健康そうだが、疲れやすい、夜熟睡ができない、物忘れが多い、冷え性、風邪を引きやすいなど、さまざまな不定愁訴《しゅうそ》を抱えている状態です。

実は、こうした未病の状態にある人も、悪玉キラーT細胞が増加していることがわかってきました。原因は、やはりミトコンドリアの働きが悪くなっているためと考えられます。今は病気でなくても、ミトコンドリアの状態が悪くなると、さまざまな症状を抱えやすくなります。そのまま放置すれば、将来的にがんになりやすいハイリスクグループに入る可能性が高まるでしょう。ですから、日々感じる体調不良を改善するには、ミトコンドリアを活性化していくことです。

また、ミトコンドリアの状態から、今後、どのような病気になりやすいか、寿命はどのくらいか、高齢になるととくにどこが弱くなるかなども、予測できるようになっていくのではないか、と私は考えています。

水素は認知症の改善にも効果あり

平均寿命の長さは「命の長さ」で、健康寿命は「日常生活を支障なく送れる時間の長さ」です。現在、日本人の平均寿命と健康寿命の差は、10年ほどあると見られています。

この10年間とは、「日常生活に制限のある不健康な期間」と定義されます。日本人の多くが、寝たきりや介護の必要な状態で、死までの10年間を過ごしているのです。

ここにも悪玉キラーT細胞の増加が関与していると考えられます。

高齢になると、悪玉キラーT細胞が増えます。免疫細胞としての働きが落ち、免疫力が低下します。すると、がんや肺炎のほか、認知症、脳梗塞、心臓病なども起こりやすくなってきます。

とくに近年問題になっているのが、認知症患者の急増です。

厚生労働省によると、認知症患者の数は今後も増加すると予測されていて、2025年には高齢者の5人に1人の割合になると推測されています。認知症もまた、すべての人にとって無関心ではいられない病気になっているのです。

認知症には、アルツハイマー型やレビー小体型、脳血管性、前頭側頭型の認知症があります。ただいずれの場合も、脳細胞が破壊されることで脳の機能が低下し、記憶をとどめたり、感情をコントロールしたりすることが難しくなっていきます。それによって徘徊や妄想、暴言などの症状が出てきます。本人もとてもつらいですし、家族の負担も大変です。

しかも、認知症を治す効果的な治療法はいまだありません。進行をただ見守るしかない、というのが現状です。

この脳の病気にも、悪玉キラーT細胞が関係しているという論文が出されていますから、認知症の予防と症状の改善には、悪玉キラーT細胞を減らすことが重要であると考えられます。悪玉キラーT細胞を減らすことは、水素ガス吸入が得意とするところであり、実際、水素ガスを使った実験で、ＭＣＩ（軽度認知障害）の予防や改善に役立つ可能性が示されました。

ＭＣＩは、認知症の前段階で、認知症と判断するほどではなく、日常生活に困難をきたすこともないが、認知機能の低下が見られる状態です。そのまま放置すれば、認知症に進行する確率が高いとされています。

このときの被験者は、認知症診断のテストで認知機能に問題がなかった60～70代の男女20人です。１日５回、２週間にわたって水素ガス吸入を行ってもらいました。結果、脳の実行機能が上昇したほか、血液検査でもＭＣＩリスクに関係する３種類のたんぱく質に変化が起こり、脳の炎症を抑える作用が見られたのです。

水素ガス吸入がパーキンソン病の改善に役立った

加齢とともに増える病気には、パーキンソン病もあります。50代から60代で発症することが多く、日本では男性より女性に多く見られます。現在、国内に約15万人の患者さんがいると推計されています。

この病気は、「レビー小体」と呼ばれる線維化したたんぱく質が神経に蓄積し、発症すると考えられています。異常をきたしたレビー小体から悪玉活性酸素が発生し、神経細胞が障害されることが原因とされます。

主な症状は「振戦（ふるえ）」「固縮（筋肉の緊張が強く、関節がかたくなる）」「寡動・無動（動作が遅くなる）」「姿勢反射障害（転びやすい）」など。手足のこわばりなど軽い症状から始まり、悪化すると寝たきりになるケースも多い難病です。治療の研究は進んでいますが、現在のところ完治は難しく、症状を和らげる対症療法しかない状況です。

ある男性は60代で発症し、だんだんと症状が進んでいったことで、大好きなゴルフから約8年間も遠ざかっていました。手が震えてパットが打てなくなってしまったのです。やがて日常生活も思うようにできなくなりました。

この男性は、当クリニックにある水素吸入機の会社、ヘリックスジャパンの社長が行きつけの飲食店の店主でした。店主の話を聞いた会長は、水素ガス吸入機を貸してあげたそうです。店主は水素ガスを1日1時間、ときには朝昼1時間ずつ吸い続けました。すると約1年で症状が改善し、再びゴルフができるまで回復しました。今では土曜と日曜に必ずゴルフに行っているそうです。

老衰が死因の1位になる日がくる？

現在、日本人の死因の1位はがんで、2位は心疾患（高血圧性を除く）、3位は脳血管疾患、4位は老衰です。このうち、2位と3位は血管の病気です。

心疾患は、心臓そのものや心臓に血液を運ぶ血管の老化によって発症します。

脳血管疾患には、脳の血管が詰まる脳梗塞や、脳の血管が破れる脳出血がありますが、いずれも脳の血管の老化が原因です。

血管の老化を引き起こす最大の原因は、動脈硬化にあります。血管がかたくなったり、狭くなったりして、破れたり詰まったりしやすくなるのです。その動脈硬化の発症に深く関与しているのが、悪玉活性酸素であることがわかっています。

ですから、悪玉活性酸素を消すことができれば、これらの病気を予防し、あるいは改善していけると期待できます。それには、水素ガス吸入が役立ちます。

また、世界各国で水素の医学的な研究が急速に進んでいます。

日本でも、2016年11月、心停止した患者の蘇生後の水素ガス吸入が先進医療Bとして承認され、2017年2月から慶応義塾大学病院を中心に世界初の大規模臨床試験も始まりました。これは、水素ガス吸入が保険適用されることを前提とした研究です。

これまで、心肺蘇生後のダメージを軽くする方法として、強制的に体温を下げる「体温管理療法」が行われてきました。しかし、体温をすばやく下げるには、大掛かりな装置が必要で、高度な救命救急施設以外での実施が難しいのが現状です。

慶応義塾大学の佐野元昭准教授らのグループは、心停止後蘇生時における水素ガス吸入と体温管理療法の有効性を比較する動物実験を行いました。結果は、どちらも生存率に差がなかったのです。

次に、心肺停止状態の5人の患者に水素ガス吸入を行ったところ、退院4人、死亡1

人という結果が得られたと報告しています。

現在、自宅でも簡単に利用できる水素ガス吸入機も登場し、医療機関に加えて家庭での利用がさらなる広がりを見せれば、がんや心疾患、脳血管疾患で亡くなる人を減らしていけると期待できます。

そうなれば、自然な老衰が、日本人の死因の１位になる日がくるかもしれません。

自然な老衰では、１週間前後でミトコンドリアの機能が衰え、最後は眠るように命を終えます。医療の世話にならず、人としてもっとも自然な死に方といえるでしょう。

関節リウマチやアレルギーの改善にも

免疫を主体に考えたとき、がんと対極にあると見られるのが、自己免疫疾患です。

がんは免疫が抑制された状態で起こり、自己免疫疾患は免疫が過剰に働くことによって生じます。この疾患は、免疫が活性化し過ぎて抑制が効かなくなり、自分の組織を攻撃してしまうことで起こってきます。

あらゆる病気は、免疫バランスの崩れから起こる

善玉キラーT細胞と悪玉キラーT細胞は
天秤のように動的バランスをとって
免疫を調整している!

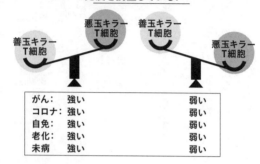

がん：	強い	弱い
コロナ：	強い	弱い
自免：	強い	弱い
老化：	強い	弱い
未病	強い	弱い

善玉キラーT細胞が優位になるとあらゆる病気にかかりにくく、悪玉キラーT細胞が優位になるとさまざまな病気を引き起こすことになります。

とくに多い自己免疫疾患には、関節リウマチやバセドウ病、橋本甲状腺炎、1型糖尿病、全身性エリテマトーデス、血管炎、ギラン・バレー症候群、潰瘍性大腸炎、クローン病などがあります。

ではなぜ、免疫が自分を攻撃するようなことが起こるのでしょうか。

私は以前、悪玉キラーT細胞が減り、善玉キラーT細胞が過剰になると、自己免疫疾患が増えるのではないか、と考えていました。善玉キラーT細胞とは活性化キラーT細胞のことです。悪玉キラーT細胞は免疫抑制に働き（ブレーキ役）、善玉キラーT細胞は免疫の活性化に働く（アクセル役）、と思っていたからです。

ところが、私たちが自己免疫疾患の人たちの免疫状態を調べていくと、悪玉キラーT細胞を増やしている人が多いことがわかりました。

なぜでしょうか。考えられる理由は、キラーT細胞が悪玉化してしまうと、アクセルもやられているが、ブレーキもやられてしまうということです。そうしてブレーキが効かなくなるので、結果的に免疫の暴走を止められなくなってしまうのでしょう。

ただ、これは現段階では私の仮説です。それでも、がん患者も自己免疫疾患患者も未病の人も、悪玉キラーT細胞が増えていて、免疫バランスが崩れているのは同じです。多くの人の血液検査の結果、明らかになっていることです。

なお、現代人に多いアレルギー性疾患も、免疫のブレーキが効かなくなって、つらい症状を引き起こしている、という意味では、広義の自己免疫疾患に入ります。

先日、ある中学校で健診を行いましたが、中学1年生80人中60〜70人もがなんらかのアレルギーを持っているとのことでした。いまや大人も子どもも、まさに「なんらかのアレルギーを持っていて当たり前」という状況です。

しかし、アレルギーも免疫異常の一種です。アレルギーの調査まではまだ行えていませんが、免疫バランスが崩れていることを考えると、悪玉キラーT細胞が増えている状態になっているとも予想されます。そうだとするならば、アレルギー症状の軽減にも、水素ガス吸入がおおいに役立つと考えられます。

第5章 免疫力を自分で高める生活術

血液検査で「がんになりやすさ」がわかる

現在、医療界で重視されるのは「エビデンス」、すなわち「科学的根拠」です。たしかにエビデンスは重要です。不確かな健康情報やダイエットの方法に惑わされ、健康を害する人の多い昨今、それが正しい方法かどうかを知るにはエビデンスを確認することが欠かせません。

私も今、がん治療における免疫の重要性を広く伝えるため、エビデンスの構築を行っているところです。ただ、患者さんの治療で効果を上げているのは確かなのだけれども、それを「科学的に測定する方法がない」ということもあります。こうなるとエビデンスの構築が難しくなります。

実際、これまでは、1人1人が今どのくらいの免疫力を持っていて、水素ガス免疫療法を行うことで、どのくらい免疫力が上がるかを測定する方法がありませんでした。このため、免疫の有効性におけるエビデンスの構築が難しい状態にありました。

「免疫は効かない」「免疫という言葉にだまされてはいけない」と考える医師が多いの

は、エビデンスが少ないこともおおいに関係があります。

そこで私たちは、免疫力の高さを測定するシステムをつくりあげました。

SRLという日本でも有数の検査会社に依頼し、システムを構築したのです。

この検査は血液検査で行い、リンパ球を測定してもらいます。キラーT細胞には、善玉もいれば悪玉もいます。その血中量を同時に調べることで、免疫力を測定します。

その結果を見れば、自分の免疫力が今どのような状態にあるのかがわかります。

とくに悪玉キラーT細胞がどのくらい増えているかは、免疫力と強く関係します。なかでも恒常的に悪玉キラーT細胞が多い人は、要注意です。がんにもなりやすく、自己免疫疾患も起こしやすい状態にあるからです。そうした人は、たとえ今のところ病気がなくても、体調が常に優れず、疲れやすい未病の状態にあると予測できます。

一方、悪玉キラーT細胞の数値が低ければ、免疫機能がよく働いていて、病気になりにくい状態といえます。

このように、この検査を定期的に行っていけば、病気になりにくい健康づくりに役立てていけるのです。

今の私の1つの目標は、この検査を多くの医療機関で受けられるようにすることです。そうしていずれは、患者さん自身が自分の免疫の状態を数値から認識できるようにしていきたいと考えています。こうなれば、がんでつらい思いをする人を減らすことに、おおいに役立っていくと思うのです。

自分が落ち込めば、免疫力も落ちる

私が構築した前述の検査システムのデータでは、免疫力が高い人と低い人の割合は、それぞれ50パーセントずつに分かれます。

一方、日本人の2人に1人ががんになるとの推計が厚生労働省から出されています。これは興味深いことに、私が行った検査結果と合致します。

この2つのデータを照らしあわせると、日本人の約半数はもともと免疫力が低く、がんになりやすい状態にあるのではないか、と予測できるのです。

私たちの体内では、毎日がん細胞が生まれています。それでも約半数の人はがんにならないのは、がん細胞が増殖する前に免疫が退治してくれるからです。

反対に、がんになる人というのは、がん細胞を１つ１つ叩き殺せるだけの免疫力がなく、がんが育ちやすい環境に体がなってしまっているのでしょう。

１つのがん細胞が増殖を始め、１センチ大のがんになるまで、７～８年かかるとされています。検査で見つかるのは、多くの場合、がんが１センチ大の腫瘍になってからです。このとき、がん細胞の数はだいたい10億個ほどに増えています。つまり、７～８年もの時間をかけて、体のなかでがん細胞をここまで増殖させてしまったことになります。

１センチ大のがんとは、ステージ１の早期がんといわれる状態で、ほとんどの場合においても自覚症状が出ません。自覚症状が出て医療機関を訪ねたときには、がんはさらに大きく、広がっている可能性が高くなります。ステージ４で見つかる人も少なくありません。こうした人はさらに長い期間をかけて、図らずも体内で大切に育ててきてしまったことになるのです。

「なぜ、私ががんになったの？　私が何か悪いことをした？」

がんになった人は、こんなことを考えて思い悩みます。しかし、長い年月をかけてがんを育ててしまったのは自分自身です。ですから、悩み苦しんだりしないことです。「これまで、やるべきことをやってこなかったから、がんになった。これから、どうしていくと命を守ることができるのか、やるべきことを探していこう」と前を向き、自分の体と向きあうことです。それだけで、これから闘っていくために重要な免疫力を、なおのこと落とさずにすみます。

過度のストレスは免疫力を低下させる最悪のリスクファクターです。自分が落ち込めば、免疫力も落ちるのです。

食物繊維の摂取量で体内の水素量が変わる

免疫を落とさせる要因は、ストレスのほかにもあります。

1つには、食事です。

1970年代からコンビニエンスストアやファストフードが日本国内で本格的に多くなり、比例するように花粉症や潰瘍性大腸炎、クローン病などが増え始めました。これらの自己免疫疾患もがんと同じく、悪玉キラーT細胞が増えている状態で発病します。

私たちの日々の食事は、食べるものによっては、ミトコンドリアを疲弊させて悪玉キラーT細胞を増やす原因にもなってきます。

がん予防の観点からとくに望ましくないと私が考えるのは、コンビニやファストフード店で売られている手軽に食べられるものです。封を切るだけ、電子レンジで温めるだけ、お湯を注ぐだけで食べられるものには、添加物や防腐剤などがたくさん入っているので、とり過ぎないことが大事です。

また、肉類を毎日食べることもおすすめしません。肉は消化に時間がかかり、腸のなかで腐敗しやすいのです。そのため、腸の健康にあまりよくありません。

とはいえ、まったくとらないのもよくありません。肉は高たんぱくで、適度にとることで、免疫細胞や体細胞の材料にしていけるからです。肉を食べるならば、脂身の少ない部分を週２回程度にしておくのがよいと思います。

反対に、ミトコンドリアを元気にして、善玉キラーT細胞を増やす食べものがあります。腸内細菌によい食べものです。

私たちの大腸には、たくさんの数の腸内細菌がすんでいます。腸内細菌の多くは、食物繊維やオリゴ糖をエサとしています。それらの腸内細菌が、食物繊維やオリゴ糖をエサにして分解する過程で、水素を発生させます。

水素はくり返しているように、キラーT細胞の活性化に欠かせない物質です。その水素産生量は、食事の内容で大きく変わることが報告されています。

日本で行われたある研究では、大学生9人を対象に、玄米が主食の和食（総食物繊維16・4g）、ライ麦パンが主食のパン食（同6・8g）、オールブランが主食のシリアル食（同8・5g）を朝食にした場合、呼気中の水素濃度がどのように変わるかを調べています（日本食生活学会誌　2014：25（2）：93－100）。

これによると、食後6時間後までの呼気中の水素総排出量でもっとも多かったのは、総食物繊維量の多い和食でした。その水素量は、パン食の3・34倍、シリアル食の2・6倍にもなったとのことです。

また、私たちの免疫は、腸内細菌の働きとおおいに関係していることがわかっています。最近の論文では、どの細菌が優勢でどの細菌が少ないのか、という腸内細菌の組成によって、オプジーボの効果が変わってくることが報告されています。そうした意味でも、腸内細菌を養う食事をすることが、がん予防には重要となってくるのです。

「まごわやさしい」食事ががんを遠ざける

では、具体的にどのような食事をすると、よいでしょうか。

「まごわやさしい」という言葉があります。さまざまなところで提言されていますので、ご存じの人は多いでしょう。これは、日本の伝統的な食材の頭文字をあわせた合言葉です。これらの食材をとり入れることで、健康な食生活に役立ちます。

いずれも手に入れやすく、すぐれた栄養を備え、食物繊維を含むものが多く見られます。こうした食事をしていると、腸内細菌をおおいに養うことができ、ミトコンドリアの活性化にも役立つでしょう。それががんを予防することになります。ぜひ、毎日の食事に積極的にとり入れましょう。

「まごわやさしい」の食材と特徴

ま……豆類。豆腐、大豆、納豆など
※食物繊維やビタミンが豊富で、高たんぱく質

ご……ごま
※食物繊維、カルシウムなどのミネラル、
たんぱく質など栄養が豊富

わ……わかめなどの海藻類
※食物繊維、ミネラル、ビタミン、
たんぱく質が豊富

や……野菜
※食物繊維、ビタミン、ミネラルが豊富

さ……魚
※たんぱく質、鉄分やカルシウムなどの
ミネラル、良質の脂質が豊富

し……しいたけなどのきのこ類
※食物繊維やビタミン、免疫力の向上によいと
されるβ-グルカンが豊富

い……いも類
※食物繊維やビタミンCが豊富

「たかが便秘」「たかが下痢」とあなどらない

腸内細菌を養うためには、発酵食品も大切な食べものです。納豆や味噌、ヨーグルトなどです。私も毎日食べています。

腸内細菌には、仲間の細菌が入ってくると働きを活性化する性質があります。発酵食品にすんでいる細菌は、私たちの腸内細菌の仲間が多く、その活性化に役立ちます。

なお、自分の腸内細菌の状態を知るには、毎日のお通じを観察するとよいでしょう。快便の人は腸内細菌の状態がとてもよいとわかります。反対に、便秘の人、下痢の人は腸内環境が乱れています。免疫が下がりやすい状態ともいえます。

決して「たかが便秘」「たかが下痢」とあまく見ないことです。とくに便秘は、大腸がんのリスクファクターの１つとなります。

便通の不調は、腸内細菌を養う食事と水分をしっかりとることで、改善していけます。便通異常を整えるだけでも、がん細胞が増殖しにくい体内環境を築けます。

だからといって、薬に頼るようなことを、なるべくしないこと。腸の働きの活性化のためには、食物繊維の多い食事と水分をきちんととることが何よりも大切です。

食事療法だけでがんを治すのは難しい

がん治療の補助として、食事療法やサプリメントをとり入れるのは、大事です。ただ、食事療法やサプリメントのみで、がんを治すというのは、非常に厳しい考え方です。私たちが行っている免疫療法の効果を100とした場合、食事療法やサプリメントだけで改善される免疫力は、1くらいです。そのくらい、大きくなってしまったがんを、食事だけで殺すのは難しいことです。

とはいえ、食事療法が劇的に効く人も、まれにはいます。そうした人たちが書いた本や体験談が世間には多くありますが、万人に効くかというとそうではないことは理解しておいてください。参考にはなっても、治療をしない理由にはならない、ということです。チャンピオン症例を鵜呑みにしてしまい、食事だけでがんを治そうというのは、とても危険なことです。

がんを発症する以前から、そしてがんになったあとにも、食事を重視するのは必要なこと。ただ、がんになったら治療も必要で、食事やサプリメントはその補助と考える。このように、治療と補助という両輪で、自分の治癒力を見定めながら、バランスよくとり入れていくようにしましょう。

朝食は無理に食べなくていい

免疫力の強化には、「ミトコンドリアを活性化する」ことが欠かせません。そのために、自分でできる方法があります。そのトップに挙げられるのが、ファスティングです。

ファスティングとは、ご存じの方も多いと思いますが、直訳すると「断食」という意味。断食というと、食べものを断つ宗教的な行為をイメージされる方もいると思います。しかし昨今、医療や民間療法でとり入れられているファスティングは、一定の時間、固形物をとらないことで胃腸を休ませるとともに、体をリセットさせ、健康状態を高めることを目的に実施されています。

このファスティングも、ミトコンドリアの活性化に効果を期待できます。そのために大事なのは、空腹の時間をつくることです。

私たちの細胞には、長寿遺伝子と呼ばれる「サーチュイン遺伝子」が組み込まれています。このサーチュイン遺伝子が刺激されると、PGC-1αが活性化します。

PGC-1αとは、前述もしていますが、ミトコンドリアの調整役となる分子で、これが活性化するとミトコンドリアの働きがよくなり、新たなミトコンドリアも生成されていきます。働きのよいミトコンドリアの数が増えれば、産生されるエネルギー量も増え、細胞の働きもよくなります。それによって、疲弊化したキラーT細胞が活性化され、がん細胞を殺傷する能力が高まるのです。

そのPGC-1αは、ファスティングで空腹の時間をつくることでも活性化される効果を期待できます。人が空腹になることで、サーチュイン遺伝子が刺激されると報告されているからです。

ただ、長期間行うような本格的なファスティングは、自己流で行うと反対に健康を害する心配もあります。実践したい場合には、正確な知識を持った専門家に相談しながら行ったほうがよいでしょう。

私がここでおすすめしたいのは、自分で毎日実践できる「プチ断食」です。

その方法とは、「朝食を抜く」というものです。

たとえば夜８時に夕食をとり、朝の７時に朝食をとるとすると、食事の間は11時間しかあいていません。

私たちが食べたものは胃で平均２〜３時間、肉や揚げ物など脂肪分の多いものは４〜５時間かけて、粥状の消化物になります。その消化物を、小腸では５〜８時間かけて分解し、栄養素と水分の約８割を吸収していきます。小腸で吸収しきれなかった栄養素と水分は、さらに大腸で吸収されるとともに、腸内の不要物をもとに大便がつくられ、排泄されます。大腸内でのこの作業には15〜20時間かかります。

つまり、私たちが食べたものは、22〜31時間かけて消化吸収され、排泄されるのです。

ですから、１日に３食もとってしまうと、消化吸収が終わる前に、次々に食べものを入れることになり、胃腸を疲弊させてしまうのです。

反対に朝食を抜き、昼食を12時にとるとすれば、食間を16時間あけることができます。16時間あれば、消化吸収の作業もだいたいが終わっています。少なくとも胃と小腸は空っぽです。このとき、私たちは空腹を感じます。それによってサーチュイン遺伝子が刺激され、ミトコンドリアが活性化されるのです。

また、人の体のサイクルは、早朝から正午12時までは排泄の時間となっています。朝、便意が起こりやすいのは、人の体内時計にそう組み込まれているからです。よい排便のためには、排泄にエネルギーを費やしてあげることが大事です。

ところが、朝食をとってしまうと、消化吸収に多くのエネルギーが使われ、排泄に十分なエネルギーがまわりにくくなります。

日本は今、飽食の状態にあります。いつもおなかがいっぱいで、空腹感を覚えないまま1日を終えている人も多いでしょう。それが胃腸を疲弊させ、ミトコンドリアの反応を弱め、免疫力の低下につながっていくのは確かです。だからこそ、せめて朝食は抜いて、あえて空腹の時間をつくることが必要なのです。

ミトコンドリアの活性化にはハツがおすすめ

ミトコンドリアの活性化によい食べものもあります。

それは、コエンザイムＱ10を含むものです。コエンザイムＱ10はミトコンドリアを活性化させる働きを持つ酵素であり、ミトコンドリアでのエネルギー産生に不可欠の役割を果たしています。

コエンザイムＱ10には、「酸化型」と「還元型」の2種類があります。

酸化型は、体内にとり入れたのち、還元型に変換される必要があります。ただ、その変換率は、加齢や病気、ストレスなどによって低下します。

一方、還元型は、体内でつくられるコエンザイムＱ10と同じタイプであるため、摂取後すぐに体内で働き、エネルギーの産生をサポートします。

ですから、コエンザイムＱ10は、還元型をとることが大事です。

では、どんな食べものに還元型のコエンザイムＱ10は含まれるでしょうか。

もっとも豊富なのは、イノシシやエゾ鹿などの肉です。最近は天然の野生鳥獣を使ったジビエ料理が人気ですが、ミトコンドリアの活性化にも効果を期待できるといえます。

手軽に食べられるものとしては、鶏の心臓（ハツ）や牛レバーなどが豊富です。豚肉、ハマチ、イワシ、ブロッコリーなどにも含まれます。

牛肉の赤身肉もよいでしょう。霜降り肉を「おいしい」と好む人が多いですが、免疫力の向上に役立てるなら、赤身肉がおすすめです。ミトコンドリアの活性化のためには、霜降り肉ではダメで、赤身肉を選ぶことです。

ただ、肉は消化吸収に時間がかかり、食べ過ぎてしまうと、胃腸に負担をかけます。腸内細菌のバランスにもよくありません。このため、牛の赤身肉を食べる頻度は週2回程度がよいでしょう。「週に2回、牛の赤身肉を食べる」というのも、免疫力の向上に役立つ食事術です。

100歳を超えて元気な人は、ほとんどが肉好きで、しっかり食べています。元気ではつらつとしている人は、ミトコンドリアも元気なのでしょう。

コエンザイムＱ10のサプリメントの選び方

最近、コエンザイムＱ10の血中濃度を測定できるようになりました。

その血中濃度は、ミトコンドリア機能に相関していると考えられます。それはつまり、コエンザイムＱ10の値を知ることで、自らのミトコンドリアの働きやキラーＴ細胞の状態を予測でき、病気の予防につなげていくことができる、ということです。

ただし、なかには標準値の範囲を超えて高くなっている人がいます。実は、そうした人も要注意です。

ミトコンドリアは血液中のコエンザイムＱ10をとり込んで消費します。ところが、ミトコンドリア機能が落ちると、いくらコエンザイム10を摂取したところで、それをとり込めなくなってしまうのです。そうなると血中濃度が異常な値を示すことになります。

つまり、コエンザイムＱ10の血中濃度が異常に高い場合にも、ミトコンドリアが疲弊していることが予測されます。

ですから、コエンザイムＱ10の血中濃度は標準値の間で変動していることが大事です。

その値は、口からとり入れたものによって上下します。前述したような食べものを定期的にとることが理想ですが、それだけでは十分な量を得るのが難しいのも事実です。

しかも、コエンザイムＱ10の体内量は、加齢とともに減少します。もともと体内で合成される物質ではあるものの、何もしないでいると、年々減ってしまうのです。人が加齢とともに疲れやすくなるのは、コエンザイムＱ10の減少もおおいに関係しています。

そこで私は、不足分を補うため、患者さんにサプリメントを利用してもらっています。コエンザイムＱ10のサプリメントは、さまざまなメーカーが販売しています。選ぶポイントは、「還元型」であること。利用する際には、ここを確認しましょう。

ちなみに、私が利用している製品は、カネカの還元型コエンザイムＱ10です。ここはコエンザイムＱ10について非常によく研究している会社で、４年に１回開かれるコエンザイムＱ10学会では毎回発表を行っています。

なお、服用のタイミングは食後がよいでしょう。コエンザイムＱ10は脂溶性の成分で、水には溶けず、油脂に溶けやすい性質を持ちます。油脂を含んだ食事直後に摂取すると、体に吸収されやすいといえます。

なお、きちんと信頼できる製品を選んで、１日の目安量を守って服用するぶんには、過剰摂取による副作用を心配することはないと思います。一時期、過剰摂取の問題が話題になったこともありますが、健常な日本人が４週間摂取するという実験をした結果、１日の最大摂取量である３００ミリグラムまで重篤な副作用はない※と報告されています。

※Hosoe, et al; Regulatory toxicology and Pharmacology, vol. 47, 19-28, 2007

毎日、８０００歩以上がんばって歩く

人の免疫力は、筋肉量に比例するともいわれます。筋肉も加齢とともに減少しやすい性質を持ちますから、がん予防に運動は必要です。筋肉は使わないと落ちる一方です。

とくに注目したいのが、大腿四頭筋という太ももの筋肉です。この筋肉は人の体のなかでもっとも大きい筋肉です。ところが、運動をしなかったり、病気になったりして、十分に動かさずにいると、筋肉がスーッと細くなってしまうのです。それと相関して、免疫力もどんどん下がっていくと考えられます。

ですから、大腿四頭筋が重要です。その筋肉を育てるには、歩くことがいちばんです。

では、どのくらい歩くとよいでしょうか。

大腿四頭筋は、1日5000歩歩くと維持できるといわれます。8000歩歩くと改善できるとされます。

ですから、目標は1日8000歩以上歩くこと。それが難しいときにも、がんばって5000歩は歩くようにしましょう。

ところが今、1日に3000歩から4000歩程度しか歩かない人が多くなっています。文明の発展によって生活が便利になったぶん、私たちは歩く機会を減らしています。歩いて10分の距離の場所も、自転車に乗ったり、車で行ったりしていないでしょうか。駅のなかでは、せっかく階段があるのに、エスカレーターやエレベーターに乗ったりしていませんか。

歩くためにウォーキングに出かけるのもよいことですが、日常生活のなかで「歩けるところは歩く」という意識を徹底して持つことも必要です。

また、大腿四頭筋を鍛えるためには、スクワットもおすすめです。1日に20回でも30

回でもできる範囲でよいので、毎日の生活にとり入れていくとよいでしょう。92歳で亡くなられた森光子さんも、朝に75回、夜に75回のスクワットをし、できるときには１日に２００回していたとも報道されています。何歳になっても、自分でやると決めたらできないことはないのでしょう。まずは無理せず、自分でできる範囲からスタートさせることです。

筋肉は使えば使うほど、何歳になってもよみがえらせることができ、免疫力の強化につながります。それががん予防にもなるのですから、体を動かすことをもっと大切に考えていきたいものです。

お風呂にゆっくり浸かろう

毎晩、お風呂に入ることも、免疫力の強化に大切です。

大事なのは、お湯にゆっくり浸かって体の深部まで温めること。シャワーだけですませないことです。

41度のお湯にだいたい10分間浸かると、体内体温が1度上がります。肩まで浸かる全身浴で、じんわりと汗をかくくらいまで温まる。そうして体温を1度ほど上げると、免疫力が30パーセントくらい上がります。私たちの血液を流れる免疫細胞は、体温が上がり、血流がよくなると、働きを活性化させるのです。

ただし、体をすぐに温めたくて、熱いお湯にドボンと入ってすぐに出るようなカラスの行水では、体に過度の負担を与えることになりよくありません。疲れもとれず、リラックスもできないでしょう。

がんと闘う主役のキラーT細胞は、私たちがリラックスしているときに、働きをより活性化させます。

私たちの体内の活動は、自律神経によって支配されています。自律神経には、活動時に優位になる交感神経と、リラックス時に優位になる副交感神経があり、互いに拮抗し、リズムを刻みながら働いています。

免疫細胞も自律神経の支配を受けています。キラーT細胞は副交感神経の支配を受けていて、リラックスしていたり、休息していたりするときに活動力を高めます。

ですから、1日に1回はゆったりとお湯に浸かってじんわりと汗をかき、心身ともにリラックスさせることが、キラーT細胞の働きをよくするために役立つのです。

よりよい睡眠を得る4つの方法

副交感神経は、私たちの睡眠中にも優位になっています。このとき、善玉キラーT細胞が多くあれば、がん細胞を殺して増殖するのを防いでくれます。

ところが現代は、不眠症の人が多くなっています。日本人の5人に1人が不眠症とも報告されています。

よい睡眠をとれなければ、副交感神経もしっかり働くことができません。そうなると、キラーT細胞の働きも低下してしまいます。

ですから、よりよい睡眠を心がけることは、がん予防の観点からも必要です。

水素ガスの吸入は、不眠症の改善にもよいことがわかっています。

水素ガスを吸うと、脳からα波が出ます。α波が出ているということは、脳がリラックスしていることを表します。イライラやストレスが消え、心地よい睡眠に入っていく状態が築かれているともいえるでしょう。

そのまま30分以上水素ガスを吸っていると、今度は脳からθ《シータ》波が出て、瞑想しているのと近い状態になります。θ波は浅い睡眠でまどろみの状態のときに出る脳波です。

つまり、水素ガスは、とてもよい睡眠導入剤の働きをしてくれるのです。とはいえ、薬ではないので、脳にも体にも無害で、副作用もありません。自然の入眠がうながされるということです。

私自身も医師という仕事柄ストレスの大きい毎日を送っていますが、水素ガスを吸うようになって、睡眠が深くなり、翌朝に疲労を残さなくなったと感じています。

ただ、水素ガス吸入機がなくても、生活の工夫によって良眠を築くことはできます。

1つには、午後10時〜午前2時の間には入眠しておくこと。この時間帯は、体のなかでホルモンがおおいに分泌され、疲労の回復が行われます。その働きを高めるには、この時間帯に眠っておくことです。それが良質な睡眠をつくることにつながります。

2つには、就寝時間の2時間前、少なくとも1時間前にはスマートフォンやタブレット、パソコンなどの画面から目を離すことです。これらの画面からは強い光が発せられています。その光を見つめてしまうと、脳が「今は昼間だ」と勘違いして覚醒し、寝ようと思っても眠れなくなってしまうのです。最近の不眠症人口の増加には、このことが大きな原因になっているといわれています。

３つには、朝起きたら外に出て、朝日を浴びることです。

私たちの脳は、メラトニンというホルモンの分泌量が多くなると眠気を感じ、入眠に最適な状態がつくられます。このメラトニンは、朝の起床後に太陽の光を浴びることで、夜間の分泌量が増えることがわかっています。ですから、朝の起床後に外に出て、太陽光を浴びることは、よい睡眠を得るためにはとても大切なのです。

４つには、入浴は就寝時間の１～２時間前にすることです。

脳や内臓など体の内部の温度である「深部体温」が下がっていくとき、自然な眠気が訪れます。入浴によって上がった体温は、１～２時間かけてゆっくりと下がっていきます。そのタイミングで布団に入ると、入眠しやすくなるのです。

心がウキウキする趣味を持つ

私たちの免疫は、心の状態にも大きく影響されます。

コロナ禍では、「笑うと免疫力が上がる。おおいに笑いましょう」とよくいわれました。たくさん笑えるほど心が元気な状態にあると、免疫が活性化されることは、多くの研究によって確認されていることです。

反対に、落ち込んでいて心に元気がなくなると、免疫力もどんどん落ちてしまいます。

私は患者さんに治療の方針をお伝えするとき、「これからは心から楽しいと思うことをしてください」とお話しするようにしています。

というのも、がんを悪化させてしまう人には、心理面において1つの大きな傾向があるからです。

それは、一日中がんのことを考えていることです。そして、ほんの少しどこかに痛みを感じると、「転移したのかも」と悪いほう悪いほうへと考え、焦ったり落ち込んだりしてしまいます。

こうなると免疫力も下がり、がんの進行をうながしかねません。

しかし、たとえステージ４の状態であったとしても、楽しい時間を持ち、心から笑うことができたなら、免疫力の低下を阻むこともできるでしょう。

その楽しいことをする前後に、水素ガスを吸うことができれば、なおのことよいと思います。楽しいというポジティブな気持ちと水素ガスの相乗効果を期待できます。

ただ、「ステージ４の状態で楽しいことなど見つけられない」という人もいると思います。難しく考えないことです。本やマンガを読んだり、お笑いの動画や好きな映画を見たり、ゲームをしたりなど、私たちの身の回りには楽しいことがたくさんあります。

なお、できることならば、がんになる以前から、趣味など好きなことを持っておくとよいでしょう。とくにおすすめしたいのが、好きなスポーツを生活にとり入れておくことです。そうすれば、運動もできるし、心の状態もよくなります。筋肉をどんどん動かしていけるようなスポーツがおすすめです。

私の場合は、ゴルフをします。コースを回れば１万歩以上を簡単に歩けますし、全身の筋肉をほどよく動かすこともできます。天気のよい日にコースに出れば気分もよく、メンタル面にもよい影響を与えられます。

水素ガス吸入を健康管理に活用する

私たち人間は、生まれた瞬間から死に向かって進んでいくことになります。それは、すべての人に与えられたあらがうことのできない自然の摂理です。しかし、どのように死を迎えるかという部分においては、ある程度、自分の意志でコントロールできる、と私は考えています。

そのコントロールに必要なものこそ、食事と生活習慣、運動です。この3つによって、私たちは免疫力を高めていけます。免疫力とは、ひと言でいうならば生きる力であり、健康な心身をつくるおおもとです。

免疫力が高ければ、元気はつらつと日々を過ごし、がんなどのつらい病気も遠ざけられますが、免疫力が低ければ、疲労がたまりやすく、気分が優れない日が多くなって、病気が近づいてきます。高齢になると発病しやすい肺炎、認知症、脳梗塞、がんなどの病気は、免疫の状態がかかわっています。ですから、日頃から免疫力を高める生活を心がけていけば、寿命がくるまで健康に生きることができると考えられるのです。

とはいえ、加齢とともに悪玉キラーT細胞が増え、免疫細胞としての働きがどうしても落ちていってしまうのも事実です。

また、現代を生きる私たちは、過度のストレスを負いやすい環境に生きています。それが、若い人たちにも強い疲労感や体調不良などの未病を起こし、悪玉キラーT細胞を増やしています。

さらに、糖尿病や高血圧症、高脂血症、肥満など、自覚症状はないけれども、重篤な病気につながりやすい生活習慣病を抱えている人も多くなっています。

これらのことも免疫力を低下させ、心身の健康を害し、健康寿命を短くする原因になっています。

つまり私たち現代人は、免疫力を低下させやすいさまざまな要因のなかで生きている、ともいえます。そんな環境下では、食事や生活習慣、運動に気を配ろうと思っても、十分に実践できないこともあるでしょう。

そんなときには、水素ガス吸入機を用いて、健康管理に生かしていくのも、1つの方法だと思います。毎日水素を一定時間吸うことで、悪玉活性酸素を消去し、ミトコンドリアを元気にしていけます。こうすることで悪玉キラーT細胞の発生を防ぎ、さまざまな病気や未病を改善したり、予防したりすることができます。

心身が健康であることが、よりよく生きるうえでは何よりも大切です。その生き方の実現に水素ガス吸入は、おおいに役立つことと考えます。

また、健康な人であっても、能力の向上や肌質の改善などにも水素ガス吸入がよいと報告されています。

たとえば、水素ガスを吸入するとリラックス効果が得られ、脳の働きの活性化に役立ちます。そのため、デスクワークをしながら水素ガス吸入をすると、仕事の効率がよくなる、とはよく聞くことです。

フィットネスクラブなどでも水素ガス吸入機を設置し、運動後のクールダウンに利用するところが増えています。

スポーツ界への導入も進んでいます。極限の集中力が必要とされるモータースポーツ

著者が治療に使用している水素ガス吸入機とそのスペース

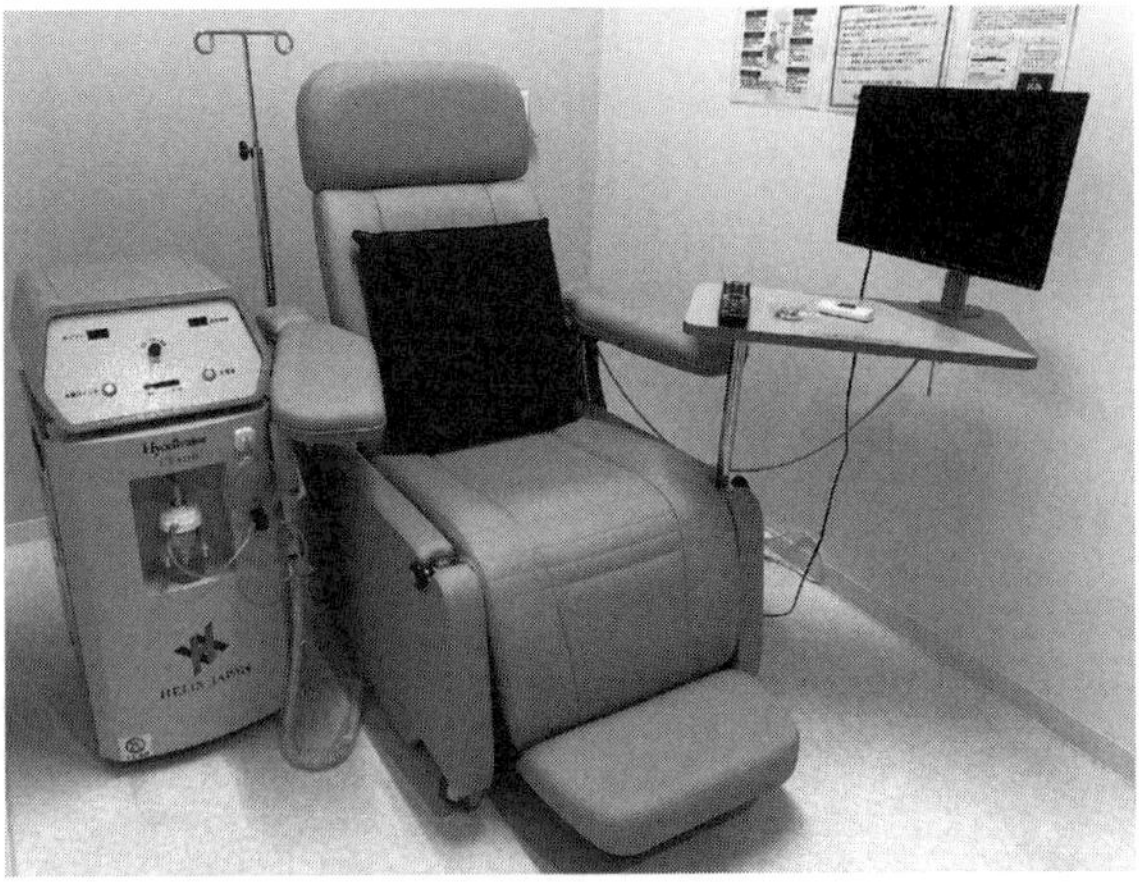

クリニックにある水素吸入ができるスペース。水素吸入機は1分間に約1200mlの水素を発生するもの。

くまもと免疫統合医療クリニック

〒861-1114 熊本県合志市竹迫2249-2 ☎096-277-1205 https://kc-iimc.jp/

界でも、リカバリー目的で水素ガス吸入が行われています。

このように、水素ガスは医療の現場にとどまらず、今後、ますます広く活用されていくことになるでしょう。

ただし、水素ガス吸入機も、さまざまな機械が出ています。機械によって吸入できる水素量はまったく違います。はっきりいって玉石混交です。活用する際には、水素ガスの発生量が多く濃度も高い、信頼できる機械をしっかりと選ぶことが大事です。

おわりに

現在の私の最大の課題は、水素ガス免疫療法でも改善の見られない2～3割の末期がんの患者さんたちのため、できることを見つけ出すことです。「何かあるはずだ」と探し求める毎日です。

そうしたなかで、1つ注目しているのが「光免疫療法」です。2020年12月から、所定の要件を満たす医療機関で、一部のがんに対して公的保険で治療できるようになりました。

光免疫療法は、がん細胞に特異的にくっつく薬と光に反応する分子を結合させた薬を投与し、光ファイバーを挿入して光を当て、がんのみを破壊するという治療法です。

この治療法の注目すべき点は、がん細胞のみを特異的に殺せることです。正常細胞を傷つけずにすむので、重篤な副作用の心配がほぼありません。

私は現在、がん免疫療法の最初のステップで、がん細胞の抗原提示のため、低用量の抗がん剤を用います。でも、抗がん剤は種類によって、同じ胃がんでも効く人と効かない人が出てきます。患者さんの遺伝子にあった抗がん剤を見つける必要があるのです。

しかし、光免疫療法を使えるようになれば、どんながん細胞も殺せるので、抗がん剤を使わずとも抗原提示を行えるようになります。しかも、がん細胞を特異的に殺せることで、免疫力が高まることもわかっています。

ただ、光免疫療法の場合、光が届く位置にできたがんにしか使えないという難点があります。そのため、現在のところ保険が適用されるのは、切除不能で局所再発の頭頸部のがんに限られます。頭頸部は皮膚から近いので光が届きます。では、悪性度が高く、がん難民をつくりやすいすい臓にはどうかといえば、光が届きません。今後、すい臓がんにも使えるようになっていくかどうかが、有効性の境になると私は考えています。

なお、頭頸部がん以外のがんに使うとなると、現在のところ、自由診療になります。そのため、治療費が非常に高額です。

一方、がん細胞の抗原提示をする方法として、私が独自に研究しているのが、ビタミンCの有効性です。

ビタミンCはがん細胞の大好物であるブドウ糖と見た目や構造がよく似ています。そのため、ビタミンCを投与すると、がん細胞がくらいつきます。すると、ビタミンCががん細胞のなかで過酸化水素に変わって破裂します。つまりビタミンCは、がん細胞のみを特異的に殺す理想的な抗がん剤になる可能性があるのです。

ここまではわかっていたのですが、今まで、ビタミンCががん治療に使われることはほとんどありませんでした。免疫力が落ちた状態では効かないため、がん患者さんには効果が現れないのです。それなら、水素ガス吸入とオプジーボと一緒に使えば、がんをやっつけるトリオとして見事に働いてくれるのではないか。と、ここまでのシナリオを考え、現在、検証を始めているところです。

これについては、まだ論文を書くところまで届いていませんが、臨床の現場で使用を始め、少しずつ手ごたえを感じてきているところです。

では、水素ガス吸入に免疫力を高める作用があるならば、水素水はどうでしょうか。水素水は水から水素が抜けやすく、商品によっても含有量がまちまちです。たとえ含有量の多い水素水であったとしても、私が使っている水素ガス吸入機で水素を1時間吸った場合と同じだけの水素を得るためには、膨大な量の水素水を飲まなければならなくなります。そのくらい水素の量が圧倒的に違います。

ただし、よい水を飲んで腸に届けると、腸内細菌の働きを活性化できます。水素も幾分かは腸に届くでしょう。ですから、効果がゼロとは思いません。水には水のよいところがあります。ですので、水素ガス吸入と併用するとよいのではないかとも思います。

このように、がん治療に関しては、「これでよし」というものはなく、いろいろな方面からアプローチし、その患者さんに適したオーダーメイドの治療法が必要になってきます。そのためにこそ今後も、赤木メソッドをどんどん進化させていく予定です。

がん治療の現場は日々発見があります。正しい治療法を、必要な人に、必要なときに提供し、末期がんの患者さんたちの尊い命を1年2年と延ばしていく。そのためにこそ、がん医療はあるのだと、私は考えています。

2021年2月

赤木純児

がん治療の「免疫革命」
がんと水素と「悪玉キラーT細胞」

2021年4月5日　初版発行
2024年8月8日　3版発行

著者　赤木純児

赤木純児（あかぎ・じゅんじ）
くまもと免疫統合医療クリニック院長。1977年、九州大学文学部を卒業後、宮崎医科大学（現 宮崎大学医学部）に入り直し、1983年に卒業。熊本大学大学院医学研究科博士課程修了後、1992年から1995年まで、アメリカの国立衛生研究所の国立癌研究所に留学し、腫瘍免疫を学ぶ。帰国後、熊本大学医学部付属病院第二外科（現 消化器外科）勤務などを経て、2010年、玉名地域保健医療センター院長に。2020年2月より現職。日本がん治療認定医、消化器がん外科治療認定医、日本外科学会専門医・指導医、日本消化器外科学会専門医・指導医、日本消化器病学会専門医、日本乳癌学会認定医、日本統合医療学会認定医、日本統合医療学会理事・熊本県支部長、日本アロマセラピー学会評議員、理化学研究所客員研究員、国際水素医科学研究会理事長。著書に『水素ガスでガンは消える!?』（辰巳出版）、『ステージ4のがんを治す！』（さくら舎）がある。

発行者　佐藤俊彦
発行所　株式会社ワニ・プラス
〒150-8482
東京都渋谷区恵比寿4-4-9 えびす大黒ビル7F
電話　03-5449-2171（編集）
発売元　株式会社ワニブックス
〒150-8482
東京都渋谷区恵比寿4-4-9 えびす大黒ビル
電話　03-5449-2711（代表）
装丁　橘田浩志（アティック）
柏原宗績
編集協力　高田幸絵
DTP制作　株式会社ビュロー平林
印刷・製本所　大日本印刷株式会社

ISBN 978-4-8470-6180-6
ワニブックスHP　https://www.wani.co.jp